Ellen Heidböhmer · Gesund mit Holunder

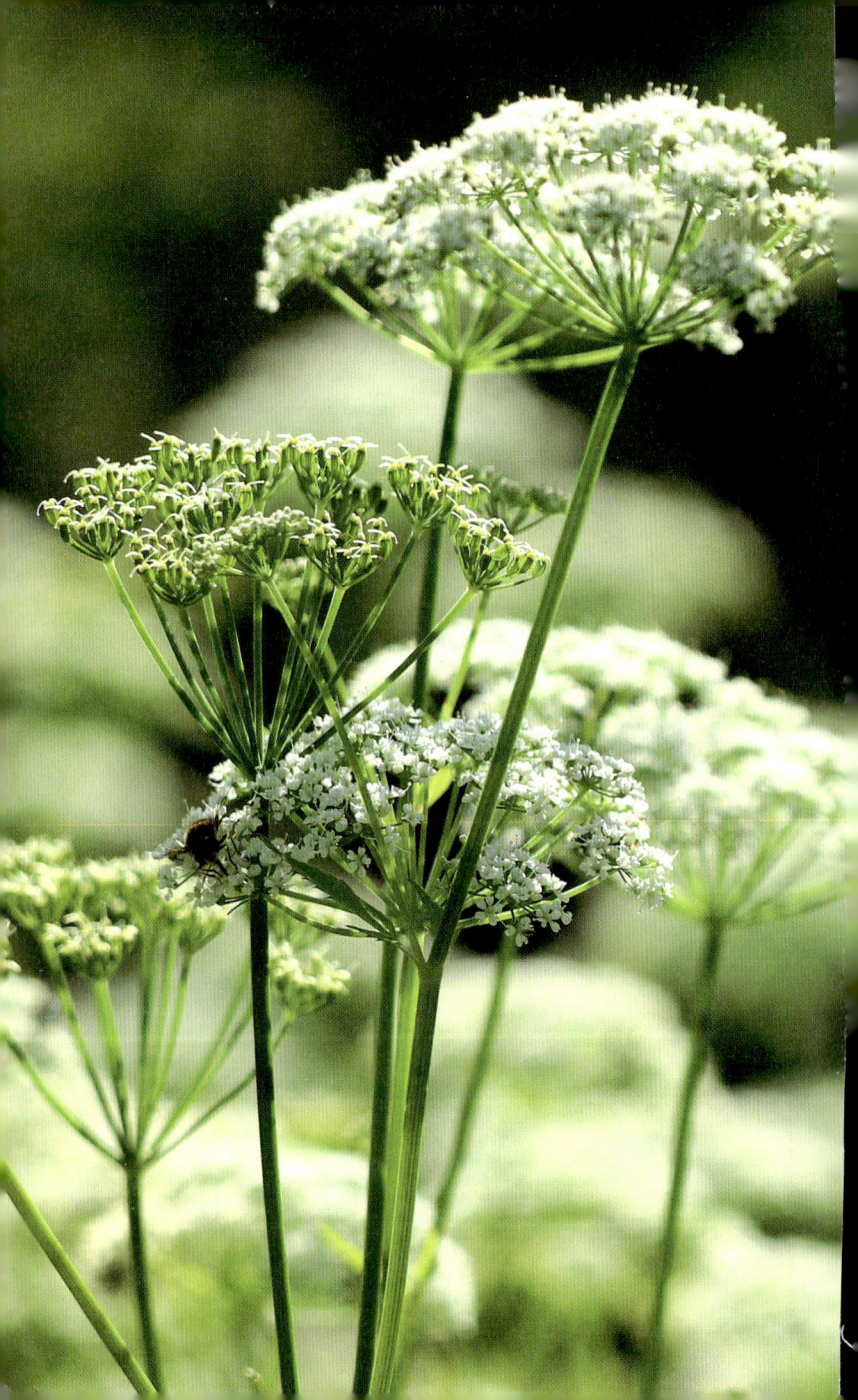

Ellen
Heidböhmer

Gesund mit

Holunder

Körper und Seele stärken mit dem vitaminreichen Alleskönner

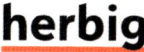

Fotos: Shutterstock.com

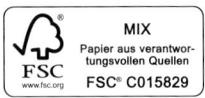

Aktualisierte und überarbeitete Neuauflage

© 2019 F. A. Herbig Verlagsbuchhandlung GmbH, Stuttgart
Alle Rechte vorbehalten.
Umschlaggestaltung: STUDIO LZ, Stuttgart
Umschlagmotive: AdobeStock
Satz: DOPPELPUNKT, Stuttgart
Druck und Bindung: Printer Trento SRL, Trento
Printed in Italy
ISBN 978-3-7766-2862-3

www.herbig.net

Inhalt

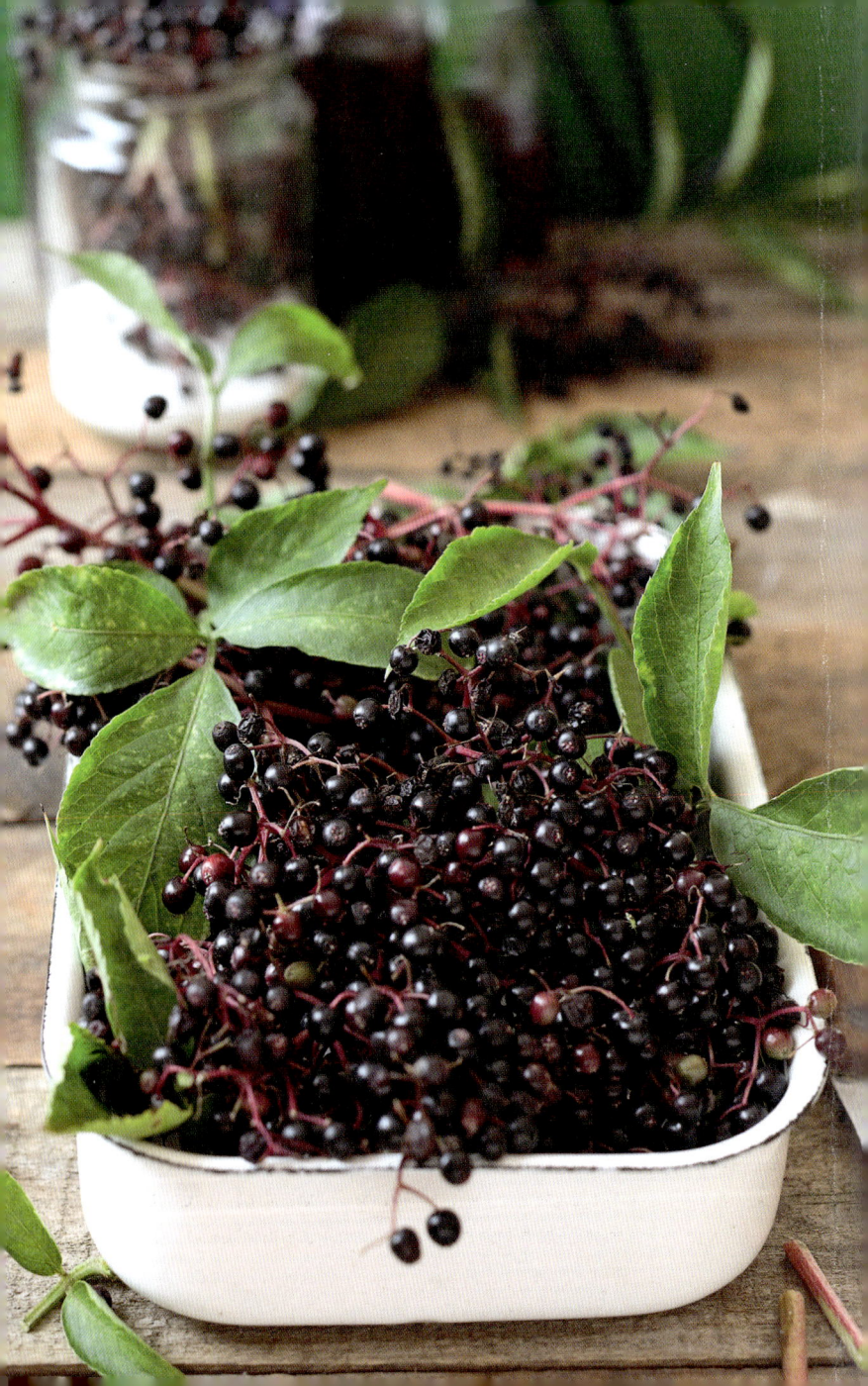

Vorwort

Liebe Leserin, lieber Leser,

Sie haben dieses Buch gekauft, weil Sie sich für Holunder und seine Heilwirkungen interessieren. Vielleicht haben Sie auch schon gute Erfahrungen mit Holunder im Zusammenhang mit Fieber, Erkältungen und Husten gemacht. Wenn Sie sich die Liste der Indikationen ansehen, werden Sie erstaunt sein, wie vielfältig Holunder sich für Gesundheit und Wohlergehen einsetzen lässt. Es gibt wenige Krankheiten und Symptome, die sich mit Holunder nicht positiv beeinflussen lassen.

Große Ärzte und Heiler aller Epochen haben auf die Wirkung von Holunderblättern, -blüten, -beeren und sogar Holunderrinde vertraut. In Ermangelung hochwirksamer Medikamente und ausgeklügelte Therapien, über die wir heute verfügen, wurde Holunder auch bei schwerwiegenden und komplexen Krankheiten wie Nierenentzündungen, Lungenkrankheiten und Scharlach eingesetzt.

Selbstverständlich sollte bei ernsten Krankheiten der Weg immer direkt zum Arzt führen. Aber vielleicht beginnen Sie damit, kleinere Alltagsbeschwerden wie Kopfschmerzen, Verdauungsstörungen oder Müdigkeit mit Holunder zu behandeln. Bei Insektenstichen, Sonnenbrand und Prellungen wirkt der Holunder lindernd. Sie werden verblüfft feststellen, wie leicht und schnell Sie sich selbst helfen können. Wenn Sie auf diese Weise vorgehen, gewinnen Sie im Umgang mit dem Holunder an Sicherheit. Sie lernen, wieder auf Ihre innere Stimme zu hören, die Ihnen sehr deutlich signalisieren kann, was gut für Sie ist und

❰ Ein Universalgenie: Vom Holunder lassen sich sowohl Blüten, Blätter als auch Früchte verwenden.

was nicht. Und nicht zuletzt erfahren Sie, auf welch wunderbare Weise die Natur uns Menschen Heilmittel zur Verfügung stellt. Wir müssen uns nur wieder darauf besinnen und lernen, sie zu nutzen.

Wenn Sie bereits erste positive Erfahrungen mit Holunder gesammelt haben, versuchen Sie es doch einmal mit einer Holunderbeersaft-Kur gegen Müdigkeit, Abgeschlagenheit und Erschöpfung (Rezept S. 37). Mit dieser Kur stärken Sie auch Ihr Immunsystem.

Sehr empfehlenswert ist es auch, Holunder in der Hausapotheke zu haben. Mit einer Tinktur aus Holunderblüten z. B. lassen sich kleine Abschürfungen und Schnittwunden gut behandeln. Ein zerriebenes frisches Holunderblatt hilft bei Insektenstichen. Holunderblätter wirken auch schmerzstillend bei leichtem Sonnenbrand und bei kleinen Brandwunden oder Verbrühungen. Und wenn Sie an akuten Zahnschmerzen leiden, aber nicht sofort zum Zahnarzt gehen können, hilft eine Spülung mit abgekühltem Holundertee.

Vielleicht genügt es Ihnen auch, Holunder für die Herstellung von Speisen und Getränken zu verwenden und auf diese Art in den Genuss seiner Vitamine und Mineralstoffe zu kommen. Bewährte und wohltuende Rezepte finden Sie im Anhang.

Holunder durch die Jahrtausende

Der griechische Arzt Hippokrates (460–377 v. Chr.) bezeichnete den Holunder als seinen Medizinschrank. In seinen Werken findet sich eine genaue botanische Beschreibung. Die medizinische Wirkung der einzelnen Pflanzenteile ist detailliert angegeben. Hippokrates empfahl den Schwarzen Holunder als Abführmittel, zur Harnausscheidung und für Frauen zur Linderung von Unterleibsbeschwerden.

Theophrastos von Eresos (371–258 v. Chr.), griechischer Naturforscher und Philosoph, macht in seinen Hauptwerken *Ursachen des Pflanzenwuchses* und *Geschichte der Pflanzen* detaillierte Aufzeichnungen über den Holunder.

Gajus Plinius der Ältere (23–79 n. Chr.), römischer Schriftsteller, berichtet in seiner naturwissenschaftlichen Abhandlung *Naturalis historia* über den Holunder im Volksglauben und in der Volksheilkunde.

Pedanius Dioskurides (ca. 50 n. Chr.), Naturforscher und Militärarzt, schreibt in seiner fünfbändigen Heilpflanzenlehre *Materia Medica* ausführlich über die heilende Wirkung von Holunder. Als Rezept gegen Schlangenbisse empfiehlt er einen Wein aus den Wurzeln des Holunders, bei Entzündungen einen Umschlag aus Holunderblättern.

Dioskurides und Plinius beschreiben zudem die Heilkraft von aus Holunder hergestellten Arzneien.

Im Mittelalter befasste sich die Nonne, Äbtissin und Klostergründerin Hildegard von Bingen (1098–1179) mit dem Holunder. Sie räumte mit Wunderberichten über den Holunder auf und befand, er tauge wenig zur Anwendung beim Menschen.

Der Philosoph und Theologe Thomas von Aquin (ca. 1225–1274), erwähnt in seinen *Erläuterungen zu Pseudo-Aristoteles*, einem Standardwerk der Heilpflanzenkunde, dass die Rinde des Holunderbaumes von oben nach unten abgeschabt ein Brechmittel und von unten nach oben abgeschabt ein Abführmittel ergibt.

In der Zeit der Renaissance beschäftigten sich u.a. Otto Brunfels (1489–1543), deutscher Theologe und Botaniker, Hieronymus Bock (1498–1554), deutscher Botaniker, und Leonhard Fuchs (1501–156), pflanzenkundiger Mediziner, ausführlich mit dem Holunder.

Bock schrieb z.B.: „Der Holder inn leib genüzt ist einer krefftigen außtreibenden Natur … treibt auß die Wassersucht mit gewalt … Etliche machen ein guten Essig aus Holder blüet."

Der Arzt und Reformator Paracelsus (1493–1541) studierte den Holunder besonders im Hinblick auf seine Giftstoffe.

In den Schriften des Arztes und Botanikers Jacob Theodor (1522–1590) findet sich der Hinweis, dass der Holunder „allen Wassersüchtigen gar wol diene", da seine Kräfte den Schleim mit Gewalt aus dem Leib trieben. Zarten Menschen empfiehlt Theodor ein „Holdermüßlein", bestehend aus jungen Holunderschösslingen, Spinat und einer kräftigen Fleischbrühe, damit sie „gut zu Stuhle gehen können".

1651 beschreibt der aus Deutschland stammende Mediziner Dr. Blockwich in einer Übersetzung aus dem Lateinischen verschiedene Zubereitungsarten des Holunders sowie die Heilkraft der verschiedenen Pflanzenteile. Zu jener Zeit waren schon über 70 Krankheiten bekannt, die sich mit Holunder heilen lassen.

Der „Wasserdoktor" Sebastian Kneipp (1821–1897) schätzte vor allem die Holunderbeeren. Er empfahl sie für Blutreinigungskuren bei alten Menschen und schätzte einen Tee aus Holunderwurzeln, „unschätzbar für Wassersüchtige oder solche, die sich über Korpulenz zu beklagen haben."

Der Holunder wurde als „Hausapotheke des Einödbauern" oder auch als „Herrgottsapotheke" bezeichnet. Bei Menschen, die in einfachen und abgelegenen Gegenden wohnten, besaß er besondere Wertschätzung. Sie sahen im Holunderblütentee ein gutes Heilmittel gegen eine Vielzahl von Krankheiten. Dieser Tee galt u.a. als schweißtreibend, blutreinigend, krampfstillend und Blähungen abführend.

Der Holunder wurde auch gern und häufig in der Küche verwendet. Zahlreiche alte Rezepte sind überliefert:

> Holunderbeerenkompott mit Äpfeln, eine sehr vitaminhaltige Speise, besitzt eine heilende und kräftigende Wirkung.
> Heißer Holundersaft mit Zitrone, in kleinen Schlucken so rasch wie möglich getrunken, vertreibt „innere Kälte".

> Kinder und Erntehelfer bekamen Holunderlimonade zu trinken, die besonders gut den Durst löscht.
> In Pfannkuchenteig ausgebackene Holunderblütendolden waren und sind eine kleine Delikatesse.

Die Menschen wussten um die schweißtreibende Wirkung der Blüten bei allen Erkältungskrankheiten wie Erkältung, Grippe, Husten, Heiserkeit, Halsschmerzen und sogar bei Lungenentzündung.

Wissenswertes und Kurioses

Der Holunder war immer schon eine der wichtigsten Heilpflanzen für den Menschen. Das Wort *Holunder* stammt von dem althochdeutschen Wort *Holunta* ab (*Holun* = hohl, *heilig*), eventuell auch von Holda/Frau Holle. Ganz genau lässt sich das nicht mehr rekonstruieren. *Tar* kommt von *Baum* oder *Strauch*.

Der lateinische Name des Strauchs geht auf die altgriechische Sambuche zurück, ein harfenähnliches Instrument, das aus Holunderholz gefertigt wurde. Seine Zweige dienten auch zur Herstellung von Flöten.

Allein in der deutschen Sprache hat der Holunder eine Vielzahl von Namen, u.a. Alhorn, Backholder, Betschel, Eiderbaum, Elder, Ellhorn, Eller, Flieder, Fliederbeerbusch, Holder, Holderbaum, Holderbusch, Hölder, Holler, Huskolder, Keilken, Keiseken, Kelkenbusch, Kischke oder Schwarzholder.

Bereits in der Bibel finden sich zahlreiche Hinweise auf den Holunder: So war die Wiege des Jesuskindes angeblich aus Holunderholz gefertigt. Die Heilige Familie hat auf der Flucht nach

Ägypten unter einem Holunderbaum gerastet. Das Kreuz Christi war aus Holunderholz. Judas hat sich an einem Holunderbaum erhängt.

Den Kelten galt der Holunder als heiliger Baum. Er verkörperte die Unendlichkeit des Lebens: Im Winter war der Baum tot, im Frühjahr erwachte er zu neuem Leben. Im druidischen Baumkalender ist der Holunder der 13. und letzte Jahresbaum. Er schließt das Jahr ab und steht für Tod und Wiedergeburt.

Die Germanen verehrten den Holunder und opferten ihm Brot, Milch und Bier. Die Namensähnlichkeit von Holda, der Muttergöttin aus der germanischen Mythologie, mit ihrem Lieblingsbaum Holunder ist nicht zufällig. Der Name Holda (auch Holla oder Hohe, in Grimms Märchen: Frau Holle) bedeutet *die Strahlende*. Holda wurde als Hausgöttin verehrt. Man brachte ihr Opfergaben zum Holunderbusch. Holda war die Schutzpatronin für Menschen und Pflanzen, freundlich und milde, hilfsbereit, eine weise Frau, den Menschen sehr zugetan. Sie vermochte die Menschen von Krankheiten zu heilen. In ihr verkörperten sich die Güte von Mutter Erde und das Strahlen des Himmelslichts gleichermaßen.

Auch Freya, die germanische Göttin der Liebe und der Fruchtbarkeit, soll eine besondere Beziehung zum Holunderbusch haben und in dem Strauch wohnen.

Interessant ist in diesem Zusammenhang, dass der Holunder eigentlich nicht besonders schön ist. Er hat krumme Äste, die immer ein wenig morsch aussehen, und eine hässliche Rinde. Im Winter wirkt er alt und zusammengefallen. Erst im Frühjahr versteht man, warum die Göttin des Hauses und die Göttin der Liebe ihm so verbunden sind: Der Anblick der weißen Blüten, die aus dem grünen Blättermeer heraus leuchten, ist wunderschön.

Solange die Menschen an Frau Holle glaubten, war es bei Strafe verboten, einen Holunderbusch zu fällen oder zu beschädigen. Krankheit und Tod, so hieß es, seien die Folgen.

Aus dem 17. und 18. Jahrhundert ist überliefert, dass die Menschen den Holunder um Verzeihung baten, wenn sie ihn fällen mussten.

Ein alter schlesischer Brauch besagt: Bevor man etwas Holz vom Holunderbusch abbricht, muss man die Hände falten, niederknien und den Strauch um Vergebung bitten mit den Worten: „Frau Elhorn, gib mir was von deinem Holze, dann will ich dir von meinem auch was geben, wenn es wächst im Walde".

Eine alte Bauernregel besagt: „Vor dem Holler sollst Du den Hut ziehen:"

Es war nur Witwen und Waisenkindern erlaubt, einen Holunderstrauch zu fällen.

Dem Holunderbusch wird übrigens eine besondere Verbindung zu Kindern nachgesagt. Das zeigt sich in zahlreichen Reimen, von denen der bekannteste sicher dieser ist: „Ringel, ringel Reihe, sind der Kinder dreie, sitzen unterm Hollerbusch, rufen alle husch, husch, husch".

Im Zuge der Christianisierung wurde der heilige Sankt Nikolaus an die Stelle von Frau Holle gesetzt. Der Holunderzweig, den er in der Hand hielt – ein Symbol für Fruchtbarkeit – verwandelte sich in eine Rute.

Bei den slawischen Ureinwohnern gab es den Brauch, dem Holunder Speisen und Getränke zu opfern, um Puschkaitis, den Erdengott, der unter dem Strauch lebte, gnädig zu stimmen.

Auch bei den australischen Aboriginees, vielen Indianerstämmen in Nord-, Mittel- und Südamerika sowie bei den Nomaden in Zentralasien wurde der Holunder als Heilpflanze geschätzt.

Die Indianer z.B. verwendeten seine Rinde für Umschläge, um das Gift aus einer Wunde zu ziehen.

In der Antike war der Holunder bekannt und beliebt. In römischen Kelteranlagen z.B. wurden Holunderrückstände gefunden. In Rom verwendete man den Holunder als Lebensmittel, Heilpflanze und Farbstoff: Die reichen Römerinnen färbten ihre Haare mit Holunder. Die Ägypter hielten sich mithilfe des Holunders Insekten vom Leib.

Zahlreiche Ärzte und Heilkundige wie Hippokrates, Paracelsus und Hildegard von Bingen haben sich ausgiebig mit dem Holunder beschäftigt.

Heute gilt der Holunder nach wie vor als *das* Naturheilmittel gegen Erkältungssymptome. Besonders erwähnt sei hier das homöopathische Mittel Sambucus nigra als Schnupfenmittel für Säuglinge.

Das Bundesgesundheitsamt bestätigt die Wirkung der Holunderblüten bei fieberhaften Erkältungskrankheiten.

Holunder wird auch in der Tierheilkunde angewendet: Bauern legen dem Vieh bei Blähungen häufig ein Stück Holunderholz ins Maul. Wenn das Tier darauf beißt, werden Stoffe frei, die das Abklingen der Beschwerden fördern. Holunder ist hier also eine sanfte, schnell wirksame Alternative zu Medikamenten.

Holunder – Schutz und Zauber

Der Schwarze Holunder galt früher als Abwehrmittel gegen schwarze Magie und als Schutz vor Hexen. Außerdem sollte er vor Feuer und Blitzeinschlag schützen. Deshalb pflanzte man ihn häufig in Hausgärten und an Scheunen.

Doch damit nicht genug: Dem schwarzen Holunder wurden noch weitere magische Kräfte zugesprochen: Er sollte sogar Diebstähle aufklären. Der Bestohlene musste hierfür kurz vor Sonnenaufgang zu einem Holunderstrauch gehen, mit der linken Hand einen Zweig gegen den Sonnenaufgang biegen und dabei folgenden Spruch aufsagen: „Ich tu dich drücken und bücken, bis der Dieb das Gestohlene bringt."

Nicht nur in Deutschland, und hier besonders im Mittelalter, sondern auch in anderen Ländern stand der Holunder in Beziehung zu Zauberkräften:

In der dänischen Sage wohnt im Holunder Hyldemoer, die Holdermutter, die unnachgiebig jeden verfolgt, der dem Strauch schadet.

Eine schwedische Legende erzählt: Setzt man sich zu Mittsommer in der Abenddämmerung unter einen Holunderbusch, so braucht man nicht lange zu warten, und man sieht den Elfenkönig mit seinem Hofstaat vorüberziehen.

In Schweizer Sagen wohnt die heilige Emerita, eine Märtyrerin aus dem ersten Jahrhundert, im Holunder.

Für die Spanier hatte der Holunder eine rätselhafte Beziehung zum Teufel und zum Hexenwesen.

In der irischen Legende ist der Hexenbesen aus Holunderholz gefertigt.

Der Holunder war die Lieblingspflanze der Muttergöttin Frigg. Der Holunder wurde häufig als Lebensbaum bezeichnet, weil er die Menschen von der Geburt bis zum Tod begleitete:

Neugeborene Kinder wurden von ihren Müttern zum Holunderstrauch gebracht. Die Frauen bezeugten dem Holunder ihre Ehrfurcht und machten ihm Geschenke, damit er die Kinder gut aufnahm.

Schüttete die Mutter das erste Badewasser des Neugeborenen unter einen Holunderstrauch, so wuchs und gedieh das Kind gut.

Mütter brachten ihre Kinder immer wieder zum Holunderstrauch, damit die dort wohnenden Geister die Kinder stärkten und beschützten.

Der Holunder soll auch den Ort eines vergrabenen Schatzes anzeigen. Ein gut verwachsener Strauch ist nur schwer auszureißen, sodass ein unter ihm vergrabener Schatz problemlos wiedergefunden werden kann.

Den Toten gab man Holunderstücke mit in den Sarg. Das Maß für den Sarg wurde mit einem Holunderstock genommen. Der Kutscher des Leichenwagens hielt statt einer Peitsche einen Holunderzweig in der Hand.

„Willst Du aus dem Leben scheiden, tue den Holunder schneiden", lautet eine alte Bauernweisheit.

Möbel durften auf keinen Fall aus Holunderholz hergestellt werden. Man befürchtete, dass jeder, der ins Haus kam, durch einen Spuk erschreckt würde. Ebenso war es verboten, Wiegen aus Holunderholz herzustellen.

Wenn der Holunder vertrocknete oder im Herbst ein zweites Mal blühte, glaubte man, dass ein Todesfall ins Haus stand.

Wenn der Holunderstrauch Blüte und Frucht zugleich trug, gab es dazu eine alte Bauernregel, die besagte, bei desem Phänomen stehe der Natur ein strenger Nachwinter bevor.

Die Wurzeln des Holunders, so eine alte Sage, reichen bis zum Höllenfeuer der Großmutter des Teufels. Wenn ein Mensch Krankheit und Unheil bei einem Hollerbusch lässt, landen diese direkt im Höllenfeuer. So kann der Mensch befreit von seinem Leiden nach Hause gehen.

Wegen seiner stimmungsaufhellenden Wirkung war der Holunder z. B. in der Walpurgisnacht von großer Bedeutung. Er wurde bei der Initiationsfeier von jungen Mädchen verwendet, die ihre erste Menstruation hinter sich hatten.

Zauberstäbe wurden aus Holunderholz angefertigt. Der Holunderstab galt als Kanal für die magische Energie. Man verwendete ihn bei Anrufungen oder zur Einritzung von Zeichen und Symbolen in die Erde oder in den Sand.

Aus den ausgehöhlten Zweigen des Holunders schnitzte man Flöten, die Naturgeister und Elfen herbeilocken sollten.

Als Schutzbaum des Hauses wurden dem Holunder auch besondere Eigenschaften für das Vieh nachgesagt: So glaubte man, dass dem Vieh kein Leid geschehe, wenn der Riegel der Stalltür aus Holunderholz gefertigt würde.

Wenn die Nachgeburt einer Kuh, die zum ersten Mal ein Kalb hat, unter einem Hollerbusch vergraben wird, dann gibt die Kuh viel Milch.

Holunder in Haus und Garten

Holunder hilft gegen Rosenblattläuse. Hierzu kochen Sie eine Handvoll Holunderblätter 10 Minuten lang in einem Liter Wasser ab. Lassen Sie die Mischung abkühlen und spritzen Sie die Rosen anschließend damit ab. Bei Bedarf wiederholen Sie diese Anwendung mehrfach.

Holunder ist ein guter Giftverwerter. Bei Landschaftsgärtnern ist er deswegen sehr beliebt. Oft pflanzt man ihn an stark befahrenen Straßen. Er nimmt viele Schwermetalle und andere Gifte auf.

Der Holunder hat – neben weiteren Bäumen und Sträuchern – eine ganz eigene Art der Überlebensstrategie entwickelt. Seine Samen sind in nährstoffreiches Fruchtfleisch eingehüllt. Sie werden von Vögeln gefressen und an anderer Stelle wieder ausgeschieden, wo sie dann keimen und wachsen.

Holunder zeigt die Erdstrahlung an, eine Eigenschaft, die vor allem Wünschelrutengänger nutzen.

In Portugal wurde der dunkle Farbstoff des Holundersaftes verwendet, um die Farbe des Weins kräftiger und intensiver zu machen und den Portwein zu aromatisieren.

In Mexiko färbte man Korb- und Flechtwaren mit Holundersud.

In Nordamerika wurden die ausgehöhlten Holunderstämme gern als Gefäße für die Gewinnung von Ahornsirup verwendet.

In Deutschland wird der Holunder als Farbstoff für die Lebensmittel- und die Textilindustrie genutzt. Auf Stoffen oder Leder ergibt der Saft der schwarzen Beeren je nach Stärke der zugesetzten Säure rote, schwarze oder blaue Farbtöne. Die Holunderrinde färbt tiefschwarz, die Blätter bewirken eine moosgrüne Farbe.

Holunder-Steckbrief

Der lateinische Name des Holunders lautet Sambucus nigra. Er gehört zur Familie der Geißblattgewächse (Caprifoliaceae), zur Ordnung der Kardenartigen (Dipsacales), zur Unterklasse der Asternähnlichen (Asteridae) und zur Klasse der Dreifurchenpollen-Zweikeimblättrigen (Rosopsida). Außer dem am weitesten verbreiteten und bekanntesten Schwarzen Holunder gibt es noch über 20 weitere Holunderarten.

Der Holunder ist in ganz Europa, in Vorderasien und in Nordafrika verbreitet. In England z. B. kennt man ihn als Elder, in Italien als Sambuco, in Dänemark als Hyld, in Schweden als Fläder und in Russland als Buzina tschornaja.

Botanische Informationen

Der Holunder wächst als Busch/Strauch oder kleiner Baum, wird bis zu 9 Meter hoch und bis zu 80 Jahre alt. Typischerweise verzweigt er sich niedrig über den Boden, hat eine buschig wirkende, fast kugelartige Form und wächst sehr schnell. Seine Wurzeln sind stark ausschlagfähig, treiben immer wieder, selbst nach mehrfacher Abholzung.

Der Holunder hat buschige Äste und zunächst grüne, dann grüngraue bis aschgraue, lange, wenig verästelte Zweige.

Die Rinde ist hellbeige bis grau und mit Lentizellen, kleinen noppenähnlichen Punkten, übersät, aus denen ab Februar meistens fünfzählige, unpaarig gefiederte Blätter wachsen. Sie sind länglich bis oval stehen gegenständig und sind scharf gesägt. Ihre Oberfläche ist dunkelgrün glänzend, die Unterseite von hellgrüner Farbe.

Die Stängelansätze sind hohl, enthalten aber weiches, weißes Mark und geben süßen Honigseim ab. Die im Juni erscheinenden Blüten, fünfstrahlige tellerförmige Trugdolden, sind gelblichweiß und angenehm duftend. Sie bestehen aus ca. 100 einzelnen winzigen Blüten, produzieren keinen Nektar und sind reich an Pollen. Am Strauch duften sie intensiv und angenehm süß, während des Trocknens jedoch sehr streng.

Von August an bilden sich daraus saftreiche Beeren, die erst grün, dann bräunlichrot und schließlich violettschwarz sind. Sie hängen an dunkelroten Stielen, enthalten jeweils drei winzige Steinkerne, und ihr Saft ist rot bis schwarzrot.

Das Holz des Holunders enthält weißes, schwammiges Mark. Es ist zunächst weich, bleibt länger als bei vielen anderen Holzarten elastisch, härtet aber beim Trocknen ungewöhnlich stark aus und zählt daher zum Hartholz.

Der Holunder bevorzugt humusreiche, stickstoffreiche und nicht zu trockene Böden, in sandigen Böden gedeiht er auch. Der beste Standort ist sonnig bis halbschattig. Länger anhaltende Trockenheit vermindert die Ernte.

Holunder soll förderlich für das Wachstum der Nachbarpflanzen sein. Weil er einen positiven Einfluss auf die Zersetzung organischer Stoffe im Boden hat, steht er am besten in der Nähe des Komposthaufens.

Holunder ist keine typische Pflanze für den Garten. Man findet ihn schon einmal in breiteren Hecken, naturnahen Pflanzungen oder als Busch in der Unterpflanzung größerer Gehölze. Er wächst jedoch eher an Wegesrändern, in Hofanlagen oder sonstigen Unterpflanzungen, auch an Flussauen, Waldrändern, Wegrändern, an Seeufern, auf Wiesen.

Seine enorme Anpassungsfähigkeit zeigt sich daran, dass er sogar auf Schutthalden wächst. Er ist ein außergewöhnlich anspruchsloses Gewächs, immun gegen Säure und Rußniederschlag und kann zur Luftverbesserung in Industriegebieten dienen. In Kriegszeiten überlebt er sogar unter Schutt und Asche. Zahlreichen Tierarten bietet er Schutz und Nahrung.

Zahlreichen Tierarten bietet er Schutz und Nahrung.

In der Phänologie (Wissenschaft der jahreszeitlich bedingten Erscheinungsformen von Pflanzen und Tieren) kündigt der Blühbeginn des Holunders den Frühsommer an.

Sorten

In Deutschland bekannte Sorten sind:

Roter Holunder (Sambucus racemosa L.)

Neben dem Schwarzen Holunder die in Deutschland am häufigsten vorkommende Art. Bekannt auch als Berg-, Hirsch-, Korallen-, Trauben- oder Waldholunder, als Wandelbaum, Refken oder Schaloster. Er ist kleiner und zierlicher als der Schwarze Holunder und wächst in unberührter Natur.

Er wird nur bis zu 4 m hoch. Man findet ihn vor allem in Waldlichtungen, auf nährstoffreichen, kalkarmen Böden, in Mittelgebirgs- und Berglagen.

Wie der Schwarze Holunder hat auch er keine Krone, sondern lange Einzeltriebe mit wenigen Verzweigungen. Auf den ersten Blick ähneln seine Blätter und Blüten denen des Schwarzen

Holunders, die Blüten sind jedoch nicht so weiß, sondern eher gelbgrün, die Beeren rot und ungenießbar, mit gelbbraunen Samen. Das Mark des Roten Holunders ist nicht weiß, sondern gelbbraun.

Die Blätter sind zu je fünf Fiederblättchen geordnet und stehen gegenständig. Die Unterseiten sind dunkler als beim Schwarzen Holunder, die Rispe fingerlang und eiförmig, die Früchte leuchten auffällig korallenrot.

Vorsicht: Die Früchte des Roten Holunders enthalten Sambunigrin, Gerbstoffe und Saponine. Das Samenkernöl enthält einen unbekannten harzartigen Giftstoff.

Zwergholunder (Sambucus ebulus L.)

Auch bekannt als Attich oder Stinkholunder, Eppich oder Ackerholler. Der Zwergholunder ist kein Holzgewächs, sondern eine sogenannte krautige Staude

Er wächst an Waldrändern, Böschungen und auf Schuttplätzen und wird bis zu 2 m hoch, ist also deutlich kleiner als der Rote und der Schwarze Holunder.

Er wird zur Befestigung von Dünen oder als Zier- und Gartenpflanze eingesetzt. Seine weißen oder rosafarbenen Blüten riechen nach bitteren Mandeln. Seine Blüten formen abgeflachte Schirmrispen, die im Gegensatz zum Schwarzen Holunder auch dann aufrecht bleiben, wenn sie Früchte tragen.

Die Blätter sind deutlich schmaler und spitzer als beim Schwarzen Holunder. Die ungenießbaren schwarzen Beeren sind etwas größer als die des Schwarzen Holunders.

Vorsicht: Die Beeren des Zwergholunders dürfen auf keinen Fall verzehrt werden. Schwere Vergiftungen, die bis zum Tod führen können, sind die Folge.

Kanadischer Holunder (Sambucus canadensis)

Kommt ursprünglich aus Nordamerika, wo er entlang der Zäune wächst oder Bestandteil von Hecken ist. In Deutschland ist er beliebt als Zierstrauch. Er wird 2–3 m hoch, hat hängende Äste, extrem große Blütendolden und drei- bis fünfjochig gefiederte, spitz zulaufende Blätter. Man findet ihn in Höhenlagen bis 1500 m, an Waldrändern, Rainen, Bachufern und Auen.

Tipps zu Ernte, Verarbeitung und Aufbewahrung

Für die einzelnen Pflanzenteile des Holunders gibt es verschiedene Erntezeiten:

> Holunderblätter: Mai bis Juni
> Holunderblüten: Juni bis Juli
> Holunderbeeren: September bis Oktober
> Rinde (innerer, saftiger Teil älterer Holunderäste): Februar bis März und Oktober bis November.

Achtung: Die Fruchtdolden reifen nicht gleichzeitig.

Die Blätter am besten an einem schattigen, luftigen Platz trocknen.

Bei der Holunderblütenernte werden die Blütenstände geschnitten, zu Sträußen zusammengefasst und rasch, aber schonend getrocknet, damit die Wirkstoffe erhalten bleiben.

Blütendolden erreichen eine Dessertteller-Größe und haben die Form eines kleinen flachen Schirms. Erst im Juni öffnen sie sich vollständig, auch später Frost kann ihnen nichts anhaben.

Holunderblüten müssen sehr sorgfältig behandelt werden. Schneiden Sie sie nur bei trockenem Wetter und erst, wenn der Morgentau abgetrocknet ist. Vor dem Trocknen nicht waschen. Entfernen Sie lediglich kranke oder beschädigte Blüten.

Trocknen Sie die Blüten im Schatten, in einem warmen, luftigen Zimmer oder auf dem Dachboden. Am besten legen Sie die Blüten auf ein Baumwolltuch oder hängen Sie Sträußchen auf.

Sie können auch den Backofen oder die Mikrowelle zum Trocknen verwenden. Lassen Sie die Backofentür offen. Die Temperatur darf nicht über 40 °C steigen.

Für die Beerenernte schneiden Sie am besten mit einer Gartenschere die Beerendolden ein kleines Stück vor der ersten Verzweigung ab und lassen Sie den eigentlichen Stiel am Strauch. Die reifen Beeren müssen nach der Ernte ebenfalls möglichst rasch getrocknet werden, da sie leicht schimmeln.

Achtung: Haut und Kleidung schützen! Der Beerensaft hinterlässt schwarze Flecken, die sich nur schwer entfernen lassen.

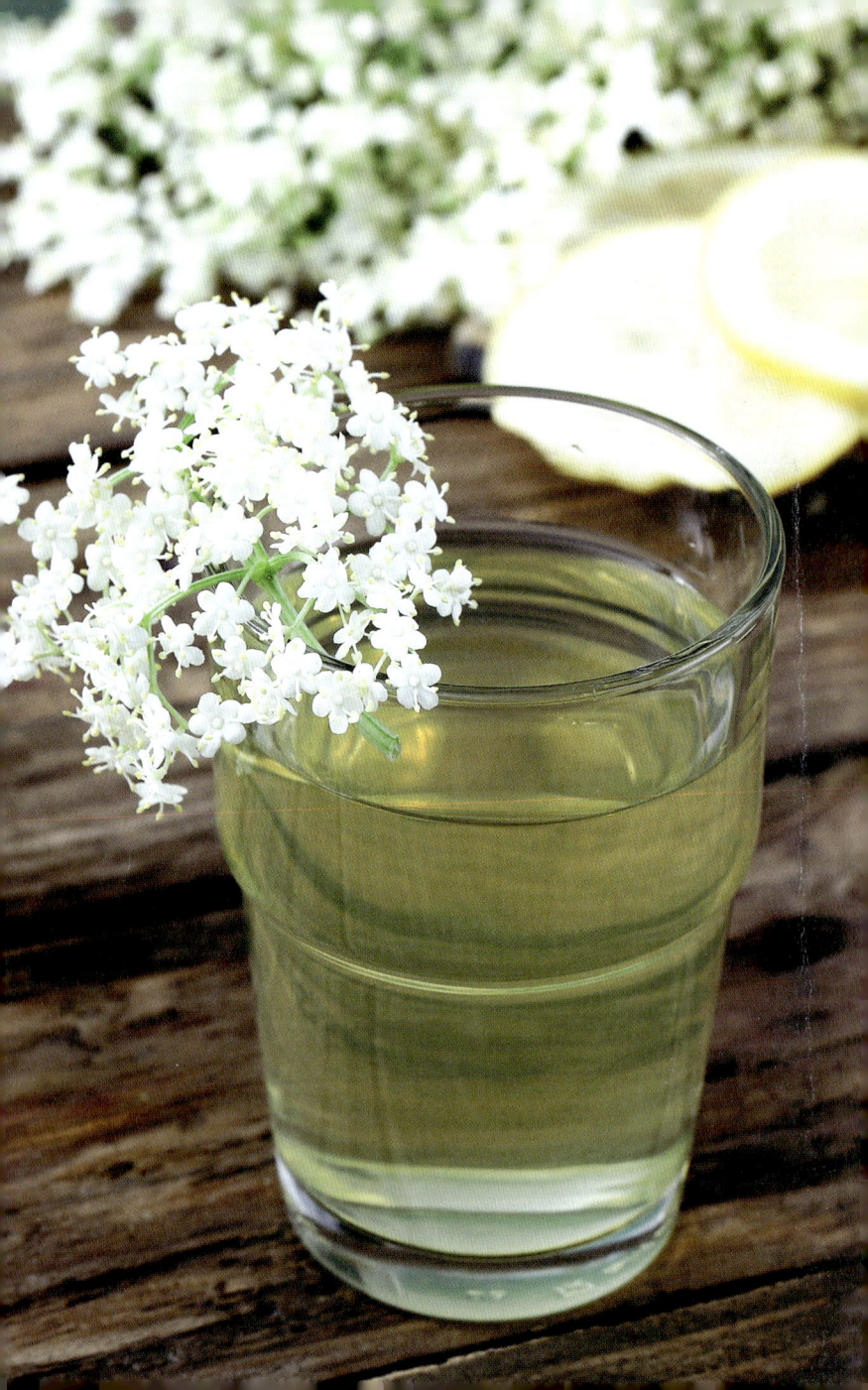

So gesund ist Holunder: Inhaltsstoffe und Wirkungen

Auch der Anteil an Mineralstoffen ist im Vergleich zu anderen Fruchtsäften recht hoch, was u. a. für den Kalium- und Phosphorgehalt im Holunder gilt. 1 Liter Saft vom Schwarzen Holunder enthält rund 20 g Eiweiß.

Holunder enthält Trauben- und Fruchtzucker.

Der Säuregehalt liegt bei 10 g pro Liter Saft (zum Vergleich: 1 Liter Apfelsaft enthält 7,8 g Säure). Der hohe Säuregehalt sorgt für eine lange Haltbarkeit des Saftes. Besonders hervorzuheben ist der hohe Gehalt an Vitamin C im Holundersaft: 1 Liter Holundersaft enthält 260 mg dieses wichtigen Vitamins!

Sehr hoch ist auch der Eisengehalt mit 14 mg/Liter Saft, weshalb Holundersaft insbesondere in der Schwangerschaft und bei akutem Eisenmangel gerne empfohlen wird.

In einem Liter Holundersaft sind zudem etwa 5 bis 8 g freie Aminosäuren enthalten, die als wichtige Grundbausteine für Eiweiße in unserer Nahrung nicht fehlen sollten. Davon können ca. 50 bis 60 % vom Körper nicht selbst hergestellt werden, müssen also durch die Nahrung aufgenommen werden. Nur Hagebutten und Maracujas enthalten noch mehr freie Aminosäuren!

Holunder besitzt außerdem eine Vielzahl an flüchtigen Aromastoffen, die den strengen Geruch und Geschmack bewirken.

❮ Aus Holunderblüten lässt sich ein wohlschmeckender Sirup herstellen.

Im Schwarzen Holunder enthaltene Vitamine und Mineralstoffe

Vitamin A -Retinol

genauer: Provitamin A (Betacarotin). Pflanzen enthalten nur diese Vorstufe von Vitamin A. Sie entwickelt sich im Körper erst bei Bedarf zum Vitamin.

Vitamin A ist verantwortlich für

die Aufrechterhaltung des Immunsystems

die Blasenfunktion

die Förderung der Wundheilung

das Hell-Dunkel-Sehen der Augen (Anpassung)

das Knochenwachstum

die Lichtempfindlichkeit der Augennetzhaut

den Schutz der Schleimhäute

Außerdem wirkt es

antioxidativ (hemmende Wirkung auf Tumorbildung)

und regenerierend bei Leberschäden

Ein Mangel an Vitamin A ist oft verantwortlich für Nachtblindheit, und wer viel am Bildschirm arbeitet, sollte ebenfalls besonders auf die Vitamin-A-Zufuhr achten!

Vitamin B1 – Thiamin

Dieses Vitamin ist nahezu unentbehrlich für den Körper, besonders für die Funktion des Nervensystems. Ohne Vitamin-B1-Zufuhr sind die Reserven des Körpers bereits nach zwei Wochen erschöpft. Ein Mangel wirkt sich vor allem auf alle Gehirn- und Nervenfunktionen aus.

Ein Vitamin-B1-Mangel entsteht u.a. durch Diäten, Alkoholmissbrauch, Hochleistungssport und in der Schwangerschaft.

Vitamin B2 – Riboflavin

Ist wichtig für das Sehen in der Dämmerung
Wird benötigt für die Schleimhäute
Wirkt vorbeugend gegen Grauen Star

Bei einem Mangel kommt es zu Wachstumsschwäche/-verzögerung bei Kindern/Jugendlichen, Nagelveränderungen und zum Schwund der Rachenschleimhaut.

Vitamin B3 – Niacin (Nikotinsäure)

> fördert die Durchblutung
> ist mitverantwortlich für die Pigment- und Kollagenbildung der Haut
> ist von entscheidender Bedeutung für den Stoffwechsel der Kohlenhydrate, Eiweiße und Fette
> reguliert die Hautfeuchtigkeit

Bei einem Mangel an Vitamin B 3 kommt es häufig zu Störungen des Verdauungsprozesses und zu Störungen des Zentralnervensystems in Form von Depressionen, Demenz, Halluzinationen etc., aber auch zu Haarausfall.

Vitamin C (Ascorbinsäure)

> fördert die Wundheilung
> ist entscheidend beteiligt an Aufbau und Erhalt von Haut, Knochen und Zähnen und an der Blutbildung, kann Arthritis und Arthrose positiv beeinflussen

Kalium

> wird benötigt für
> die Aufrechterhaltung des osmotischen Drucks in den Zellen
> die Ausschüttung von Hormonen
> die Freisetzung der Magensäure
> die Herstellung von körpereigenem Eiweiß
> die Regulierung des Wasserhaushaltes
> die Sicherung der normalen Reizbarkeit von Muskeln und Nerven

Außerdem
> steigert es die Aktivität einiger Enzyme

Kalzium

> begünstigt den Teilungsvorgang der Zellen
> dient als Bindemittel für den Eiweißaufbau in den Zellen
> gibt den elastischen Fasern die Fähigkeit, sich zu dehnen und wieder zusammenzuziehen
> ist Hauptbestandteil der Knochen sowie wichtiger Bestandteil des Zahnschmelzes und der Knochenhüllen
> wirkt blutbildend

Magnesium

> regelt Herztätigkeit, Atmung, Verdauung und Blutdruck
> reguliert den Fettstoffwechsel des Organismus
> steuert das vegetative Nervensystem

Natrium

> ist entscheidend für die Aufrechterhaltung des normalen Säure-Basen-Gleichgewichts der Körperflüssigkeiten

> ist zusammen mit Kalium phosphoricum an der Neubildung der roten Blutkörperchen beteiligt
> wird benötigt zum Ausscheiden von Fremdstoffen und metallischen Giften
> wird zusammen mit Calcium phosphoricum zur Bildung neuer Zellen benötigt

Phosphor

> Phosphor ist lebensnotwenig für alle Lebewesen
> spielt beim Aufbau und bei der Funktion des Organismus und der DNA eine wichtige Rolle

100 g Holunder enthalten

Energie	kcal/kJ	50/210
Wasser	%	80,0
Eiweiß	%	2,5
Kohlenhydrate	%	9,1
Rohfaser	%	6,8
Gesamtsäure	%	0,9
Mineralstoffe	%	0,7
Vitamin C	mg	20,0
Vitamin B1	mg	0,07
Vitamin B2	mg	0,08
Vitamin B3	mg	1,5
Vitamin B6	mg	0,25

Außerdem enthält der Schwarze Holunder die Spurenelemente Eisen, Kupfer, Mangan und Zink. Spurenelemente gehören zu den Mineralstoffen, sind aber nur in kleinsten Mengen im Körper vorhanden. Eisen, Kupfer, Mangan und Zink sind lebensnotwendig für den Körper und müssen über die Nahrung zugeführt werden. Beeren, Blätter, Blüten und Rinde des Holunders enthalten die verschiedensten Wirkstoffe und können deshalb auf unterschiedliche Weise in der Heiltherapie eingesetzt werden. So wirken die Inhaltsstoffe der Beeren harn- und schweißtreibend, die der Blätter durchblutungsfördernd und immunstärkend. Die Blüten haben den Kreislauf stabilisierende und den Stoffwechsel anregende Wirkstoffe, während die Rinde zur Schmerzlinderung und zum sanften Abführen eingesetzt werden kann.

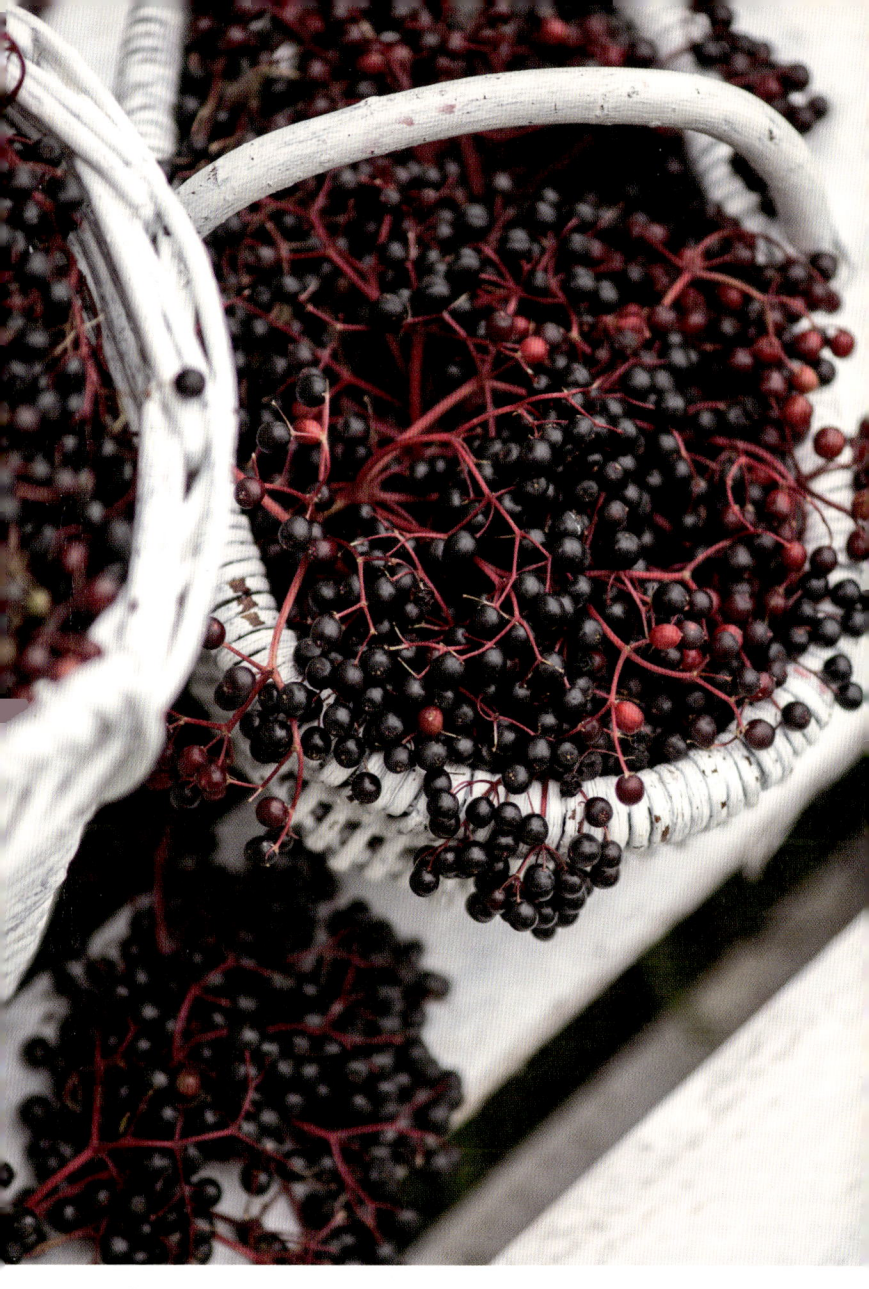

^ Der Schwarze Holunder ist äußerst reich an sekundären
Pflanzenstoffen, Mineralstoffen und Vitaminen.

Wissenswertes zur Verwendung von Holunder als Heilmittel

Der Holunder ist einer der wichtigsten Heilsträucher in der Geschichte. Schon darunter zu schlafen soll außerordentlich heilsam sein.

Aus den einzelnen Bestandteilen des Holunders lassen sich leicht Heilmittel selbst herstellen. Seien Sie ruhig mutig und probieren Sie gerne aus, was Ihnen hilft. Auf den folgenden Seiten bekommen Sie verschiedene Rezepte und Anregungen.

Dosierung und Anwendung

Nebenwirkungen und Gegenanzeigen sind nicht bekannt, wenn die Blüten in der angegebenen Dosierung verwendet werden.

Vorsichtig sollte man dagegen Blätter und Rinde verwenden. Sie können Magen- und Darmreizungen auslösen. Fragen Sie im Zweifel einen Heilkundigen. Für die Beeren gilt: Grundsätzlich nicht roh verzehren! Ungekocht sind sie giftig! Erhitzen Sie die Beeren auf mindestens 80 °C, bevor Sie sie weiterverarbeiten.

Der Saft ist in gekochtem Zustand sehr empfehlenswert, kann aber in großen Mengen, Erbrechen und Durchfall hervorrufen.

Diese Heilmittel können Sie aus den Beeren herstellen:

Holunderbeersaft

1 kg reife Holunderbeeren
½ l Wasser
Saft einer Zitrone
300 g Zucker
½ Vanillestange

Die Holunderbeeren waschen und in einen Topf geben. Mit dem Wasser begießen. Dann den Zitronensaft, den Zucker und die halbe Vanillestange dazugeben. 20 Minuten lang kochen lassen. Anschließend abseihen, nochmals aufkochen und in saubere Flaschen abfüllen.

Wer geistig viel arbeitet oder viel Zeit vor dem Computer verbringt, sollte jeden Tag ein Glas trinken.

Holunderbeertee

10 g Holunderbeeren
150 ml kaltes Wasser

Die Holunderbeeren mit dem Wasser aufgießen. Diese Mischung einige Minuten stehen lassen und dann zum Kochen bringen. Den Tee ca. 1 Minute sprudelnd kochen lassen. Anschließend noch 10 Minuten ziehen lassen, dann abseihen.

Holunderbeertee wirkt lindernd bei fieberhaften Erkältungen. Außerdem ist er ein Mittel zum Wasserausschwemmen.

Holundermus

400 g reife Holunderbeeren, gewaschen
¼ l Wasser
400 g Zucker

Die Holunderbeeren mit dem Wasser aufkochen, 5–10 Minuten köcheln lassen, dann durch ein Sieb in einen Topf schütten. So lange köcheln lassen, bis das restliche Wasser verdunstet ist. Dann den Zucker zugeben, nochmals gut durchkochen, unter ständigem Rühren in Gläser füllen.

Das wohlschmeckende Holundermus wirkt wohltuend, heilend und kräftigend bei Erkältungen, Erschöpfung und Anfälligkeit für Infekte. Das geöffnete Glas sollten Sie im Kühlschrank aufbewahren und alsbald aufbrauchen.

Holunder-Muttersaft

500 g vollreife Holunderbeeren, gewaschen, entstielt
500 g Zucker

Die Beeren in den Korbeinsatz eines Dampfentsafters geben. Den Zucker darüberstreuen und das Gerät einschalten. Saft sofort in saubere Flaschen füllen und diese luftdicht verschließen.

Der besondere Tipp

Aus Holunder-Muttersaft lässt sich Holunder-Honig-Sirup herstellen, der wunderbar wirkt gegen Husten und Heiserkeit. Mischen Sie dazu Muttersaft und Honig im Verhältnis 2:3 und kochen Sie das Ganze auf kleiner Flamme, bis eine dickliche Masse entsteht. Füllen Sie den fertigen Sirup in eine dunkle Flasche, die Sie luftdicht verschließen. Die angebrochene Flasche gehört in den Kühlschrank.
Empfohlene Dosierung: Alle 2–3 Stunden 1 TL Sirup im Mund hin und her bewegen, dann langsam schlucken.

Diese Heilmittel können Sie aus den Blättern oder Blüten herstellen:

Holunderblätter-Abkochung

1–2 TL getrocknete, zerriebene Holunderblätter
200 ml kaltes Wasser

Die Blätter mit dem Wasser ansetzen, das Ganze ca. 10 Minuten ziehen lassen. Auf kleiner Flamme langsam zum Kochen bringen. Ca. 1 Minute sprudelnd kochen lassen.

Eine Holunderblätter-Auflage hilft bei Schmerzen. Überbrühen Sie dazu 2 TL getrocknete Holunderblätter mit einer Tasse siedendem Wasser. Der Tee muss 5 Minuten ziehen und wird dann abgeseiht. Trinken Sie davon kurmäßig 3–4 Tassen pro Tag über einen Zeitraum von 3–4 Wochen.

Holunderblütenbad

Geben Sie 2 Handvoll Holunderblüten in ein Baumwollsäckchen und hängen Sie es in die Badewanne. Dauer des Bades ca. 10–15 min. Anschließend Bettruhe.

Ein Holunderblütenbad wirkt wohltuend und wärmend bei Erkältung.

Holunderblütentee

2 TL Holunderblüten
150 ml kochendes Wasser

Die Holunderblüten mit dem Wasser übergießen und 10 Minuten ziehen lassen, anschließend durch ein Sieb geben. Mehrmals täglich 1 Tasse heißen Tee trinken.

Holunderblütentee lindert die Beschwerden bei Erkältungskrankheiten und hilft heiß getrunken beim „Ausschwitzen".

Zur Vorbeugung gegen Erkältungskrankheiten wird er lauwarm getrunken.

Holunderblütensalbe

Eine Handvoll Holunderblüten
200 ml Distelöl
40 g Bienenwachs
½ Teelöffel Propolis-Tinktur

Holunderblüten in einem Topf mit Distelöl erwärmen, bis Perlbildung einsetzt (bitte Öl nie auf offener Flamme erhitzen). Dann abkühlen und über Nacht ziehen lassen. Am nächsten Tag wieder erwärmen und das Öl durch ein Sieb in einen Topf seihen. Dann Bienenwachs zugeben und unter Umrühren erwärmen, bis das Wachs geschmolzen ist. Vom Herd nehmen, Propolis-Tinktur zugeben und noch warm in Gläser füllen. Die Salbe ist dunkel und kühl gelagert ca. ein Jahr haltbar.

Holunderblütensalbe wirkt glättend und heilend bei rauen, rissigen Händen. Sie eignet sich auch gut zur Lippenpflege.

Holunderkompresse

Kochen Sie starken Holunderblütentee und tränken Sie ein Baumwolltuch darin. Wringen Sie es aus und legen Sie es auf die betroffene Stelle. Diese Kompresse wirkt lindernd bei stumpfen Verletzungen.

Diese Heilmittel können Sie aus den Blüten und Blättern herstellen:

Holundertinktur

Holunderblüten
Holunderblätter
Weinbrand

Eine große saubere Flasche zu einem Drittel mit Holunderblüten sowie zwei oder drei Holunderblättern und zu zwei Dritteln mit Weinbrand füllen und dies zehn Tage ansetzen.

Jeweils zehn Tropfen von dieser Tinktur auf Zucker oder in einem Likörglas Wasser einnehmen.

Holunder-Tinktur wirkt lindernd bei Schwellungen, Verrenkungen, Prellungen und Sehnenzerrungen.

Mein persönlicher Tipp

Holunder-Schlaftrunk
½ Glas Wasser
2 EL Holundersaft
1 TL (Fichten-) Honig

Die Zutaten mischen und eine halbe Stunde vor dem Schlafengehen trinken.
Dieser Schlaftrunk hat sich besonders bei Erschöpfungszuständen und nach überstandener Krankheit bewährt.

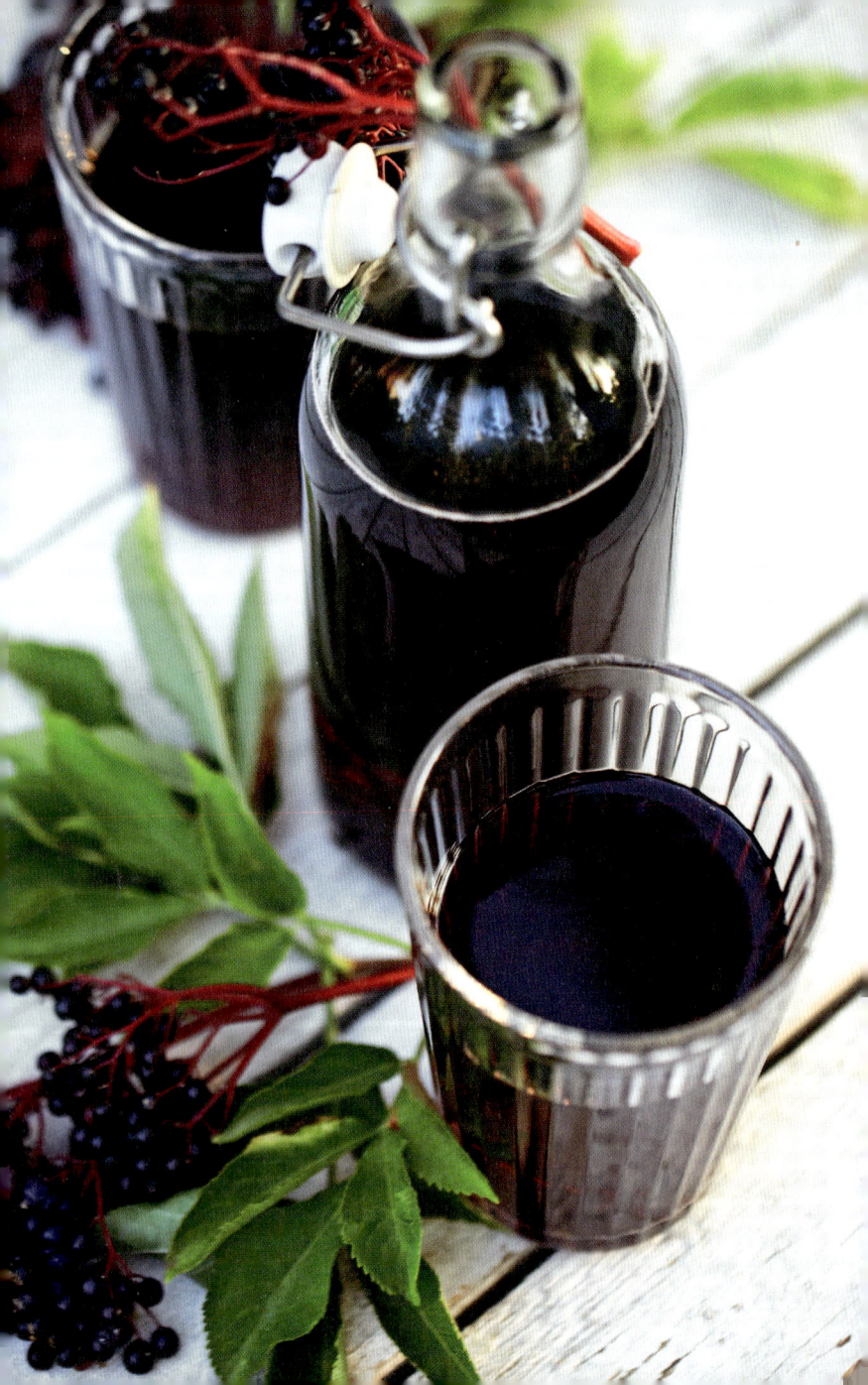

Heilanwendungen mit Holunder

Abszess

Wie Holunder hilft

Holunder wirkt erweichend, entzündungshemmend und schmerzlindernd.

Was Sie tun können

Bereiten Sie eine Holunder-Auflage zu: Geben Sie 5 g Blüten auf eine große Tasse Wasser und lassen Sie dies 10 Minuten lang kochen, dann abseihen. Ein Tuch darin tränken, auswringen und auf die betroffene Stelle legen.

Bereiten Sie folgenden Tee zu: 1 EL Lindenblüten und 1 EL Holunderblüten mischen und mit ¼ l kochendem Wasser überbrühen. 10 Minuten ziehen lassen, dann abseihen. Täglich 2–3 Tassen trinken.

Arteriosklerose

Wie Holunder hilft

Die in den Blüten und den roten Beeren vorkommenden Polyphenole beugen Arteriosklerose vor.

‹ Holundersaft kann, regelmäßig getrunken, hilfreich bei Arteriosklerose sein.

Was Sie tun können

Trinken Sie regelmäßig Holunderbeersaft (Rezept S.xx) oder essen Sie Holundermus (Rezept S.37).

Arthritis

Wie Holunder hilft

Holunder wirkt schmerzstillend, entzündungshemmend und beruhigend.

Was Sie tun können

Stellen Sie eine Auflage aus Holunderblüten her: 50 g Blüten auf 1 l kochendes Wasser geben und 15 min ziehen lassen, dann filtern. Tränken Sie ein Tuch in dem Sud, wringen Sie es aus und legen Sie es auf die betroffene Stelle.

Trinken Sie dreimal täglich eine Tasse Holunderbeertee (Rezept S.37.)

Asthma

Wie Holunder hilft

Holunder wirkt krampflösend und beruhigend.

Was Sie tun können

Bereiten Sie einen Tee aus 20 g Holunderblüten, 15 g Malvenblüten und 5 g Fenchelfrüchten. Überbrühen Sie einen gehäuften TL mit ¼ l heißem Wasser, lassen Sie den Tee 10 Minuten ziehen und trinken Sie morgens und abends je eine Tasse.

Bindehautentzündung

Wie Holunder hilft

Holunder wirkt entzündungshemmend, schmerzlindernd und beruhigend.

Was Sie tun können

Kochen Sie Holunderblütentee (Rezept S. 39), lassen Sie ihn abkühlen, tränken Sie je ein gefaltetes Stofftaschentuch darin, wringen Sie es aus und legen es sich auf die Augen.

Blähungen

Wie Holunder hilft

Holunder wirkt Blähungen abführend, entkrampfend und beruhigend.

Was Sie tun können

Bereiten Sie folgenden Tee zu: Je einen Teelöffel Holunder- und Schafgarbeblüten in einer Tasse mit heißem Wasser 15 min aufbrühen. Abseihen, mit Honig süßen und alle 2–3 Stunden, auf jeden Fall vor dem Schlafengehen, heiß trinken.

Blasenentzündung

Wie Holunder hilft

Holunder wirkt entzündungshemmend, krampflösend und schmerzlindernd. Er regt die Harnausscheidung an.

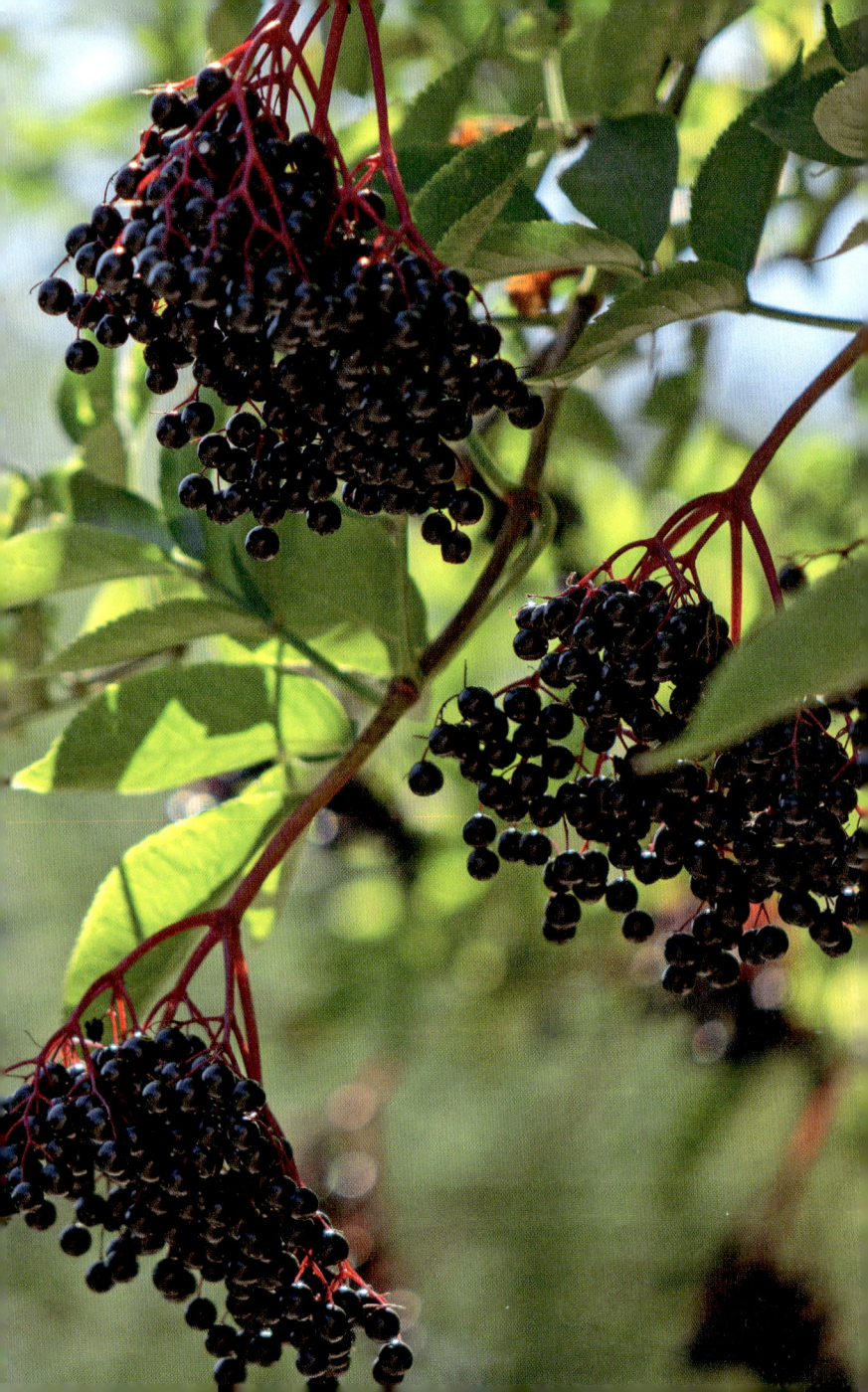

Was Sie tun können

Trinken Sie mehrmals täglich eine Tasse Holunderblütentee (Rezept S. 39).

Ein ungewöhnliches, aber sehr hilfreiches Rezept bei wiederkehrenden Blasenentzündungen ist ein Wein aus Schwarzem Holunder: Übergießen Sie dazu 3 Handvoll der inneren grünen Rinde (aus der Apotheke) mit 1 l siedendem Weißwein. Rühren Sie um, lassen Sie das Ganze 2 Tage ziehen, seihen Sie ab und trinken Sie täglich 2 Gläser davon.

Folgende Teemischung ist hilfreich nach überstandener Blasenentzündung zum Ausschwemmen der Restkeime:
> je 10 g Holunderblüten, Bohnenschalen (ohne Samen), Brennnesselblätter, Pfefferminzblätter
> 20 g Goldrutenkraut
> Übergießen Sie 3 EL davon mit 1 l siedendem Wasser, lassen Sie das Ganze 5 Minuten ziehen. Trinken Sie zwischen den Mahlzeiten mehrere Tassen davon – bis zu einem Liter am Tag.

Niedriger Blutdruck

Wie Holunder hilft

Die in den Beeren enthaltenen Flavonoide, Polyphenole und Anthocyane tragen dazu bei, die gesunde Funktion der Arterien aufrecht zu erhalten und so den Blutdruck zu senken.

Holunder ist außerdem einer der Hauptlieferanten von Niacin (Vitamin des B-Komplexes), der zusammen mit Chrom bei der Stabilisierung des Glukosespiegels hilft.

❮ Von August an bilden sich die saftreichen Beeren des Schwarzen Holunders.

Was Sie tun können

Trinken Sie 8–12 Wochen lang dreimal täglich vor den Mahlzeiten ein Glas verdünnten Holunderbeersaft (Rezept S. 37)

> Verwenden Sie beim Kochen Holunderbeeren.

> Essen Sie regelmäßig Holunderbeermus (Rezept S.37)

Bronchitis

Wie Holunder hilft

Holunder wirkt krampflösend, entzündungshemmend, schmerzstillend und beruhigend.

Was Sie tun können

Trinken Sie bei akuter Bronchitis mehrmals täglich eine Tasse Holunderblütentee (Rezept S.39).

Bei chronischer Bronchitis übergießen Sie 4 EL Holunderblüten mit ½ l kochendem Wasser. Inhalieren Sie mindestens 10 Minuten. Dieses Dampfbad wirkt reinigend und kräftigend auf die Schleimhäute der Atemwege.

Diabetes

Wie Holunder hilft

Holunderblüten bewirken eine besser Zuckerverwertung bei Diabetes.

Was Sie tun können

Trinken Sie regelmäßig Holunderblütentee.

Ekzem

Wie Holunder hilft

Holunder stillt den Juckreiz, lindert die Schmerzen und wirkt entzündungshemmend und beruhigend.

Was Sie tun können

Machen Sie begleitend zu der vom Arzt verordneten Therapie Kompressen mit Holunder (Rezept S.40)

Erkältung

Wie Holunder hilft

Holunder wirkt schweißtreibend, entzündungshemmend und allgemein kräftigend.

Was Sie tun können

Das beste Mittel gegen Erkältungen und Grippe ist eine richtige Schwitzkur: Kochen Sie dazu den Tee recht stark (¼ l Wasser und 2 TL Blüten) und lassen Sie ihn 10 Minuten ziehen. Einen halben Liter davon möglichst heiß trinken. Anschließend sofort ins Bett legen.

Zur Vorbeugung gegen Erkältung und Grippe: 1 TL Blüten pro Tasse nehmen. Den Tee lauwarm trinken. In der kalten Jahreszeit können Sie vorbeugend 3 Wochen lang dreimal täglich eine Tasse Holundertee trinken.

Noch ein Tee zur Vorbeugung:

50 g getrocknete Holunderblüten

5 g Hopfenblüten

30 g Johanniskraut

5 g Lindenblüten

10 g Huflattich

Alle Kräuter mischen. Je 1 ½ TL mit einer Tasse kochendem Wasser aufbrühen, 10 Minuten ziehen lassen, abseihen. Täglich 3 Tassen davon trinken.

Außerdem hat sich die Kombination von Holunderblüten und Lindenblüten bei Erkältungen bewährt, da sich die Wirkstoffe dieser beiden Pflanzen bei Erkältungen gut ergänzen:

> je 2 Teile Linden-u. Holunderblüten

> je 1 Teil Kamille/Heidelbeeren

Die Kräuter mischen. Je 1 EL mit einer Tasse kochendem Wasser aufbrühen, 10 Minuten ziehen lassen, abseihen. Täglich 3 Tassen davon trinken.

Fieber

Wie Holunder hilft

Holunder unterstützt die Ausscheidung der Krankheitserreger, wirkt entzündungshemmend und kräftigend, unterstützt das Immunsystem.

Was Sie tun können

Trinken Sie möglichst heißen Holunderblütentee und legen Sie sich ins Bett.

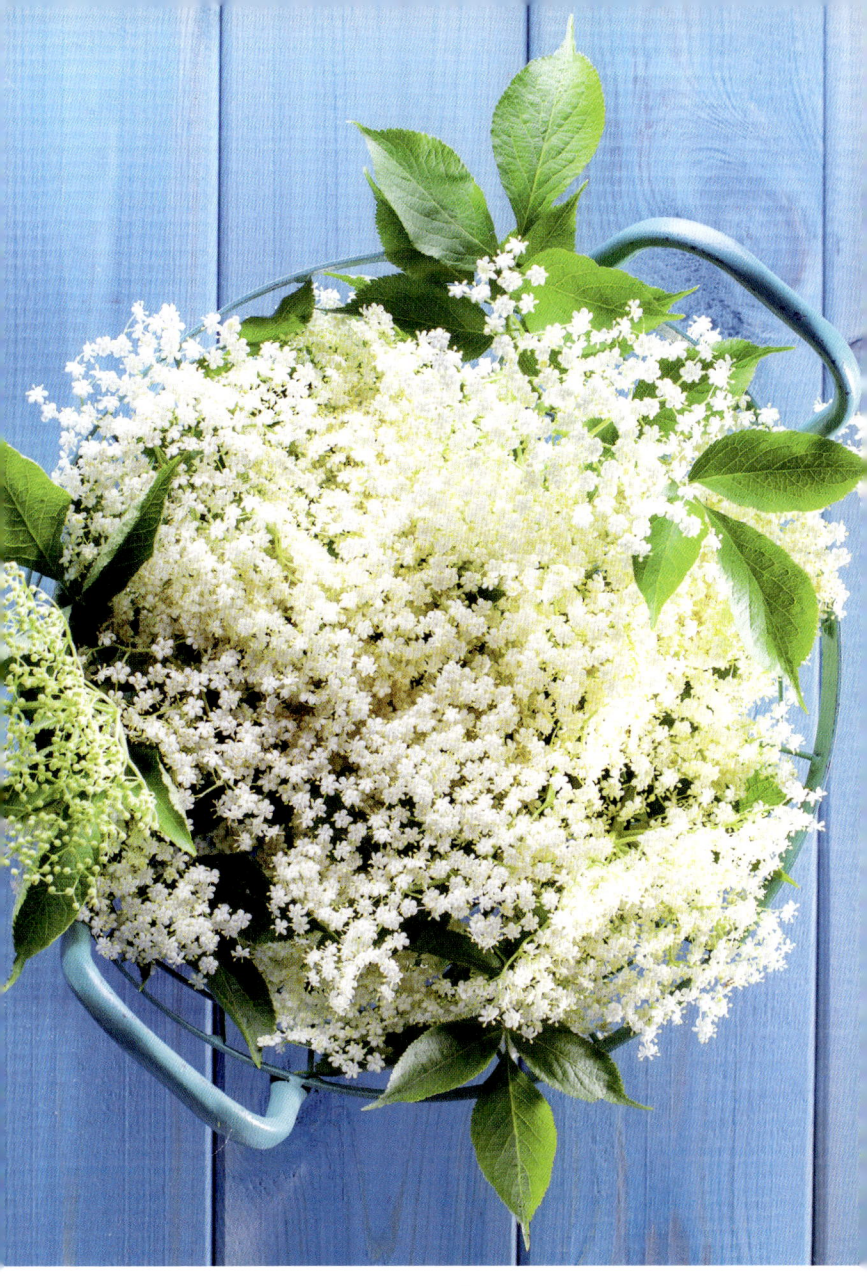

Holunderblüten, auch in Kombination mit Lindenblüten, sind ein wirkungsvolles Hausmittel gegen Erkältungen.

Geschwollene Füße

Wie Holunder hilft

Holunder wirkt abschwellend, erfrischend und belebend.

Was Sie tun können

Kochen Sie 1 l Wasser mit 5 frischen Holunderblütendolden und 1 Hand voll frischen Pfefferminzblättern auf. Den abgekühlten Ansatz geben Sie anschließend in ein lauwarmes Fußbad.

Gerstenkorn

Wie Holunder hilft

Holunder wirkt entzündungshemmend, schmerzstillend und beruhigend auf das gereizte Auge.

Was Sie tun können

Bereiten Sie eine Kompresse zu (Rezept S. 40) und legen Sie sie auf das betroffene Auge.

Wenn Sie öfter an einem Gerstenkorn leiden, stärken Sie Ihr Immunsystem mit Holunderbeersaft (Rezept S.xx)

Gicht

Wie Holunder hilft

Holunder wirkt entzündungshemmend und schmerzstillend. Seine harntreibende Wirkung ist bei Krankheiten wie Rheuma und Gicht besonders wohltuend.

Was Sie tun können

2 TL Holunderblüten mit ¼ l kochendem Wasser überbrühen, 10 Minuten ziehen lassen. Bei Fieber sollten Sie mindesten ½ l am Tag davon trinken.

Kurmäßig bei Gicht und Rheuma 3 x 1 Tasse täglich über 3 Wochen, als Blutreinigungsmittel, auch bei Hautunreinheiten und Körpergeruch.

Grippe

Wie Holunder hilft

Holunder wirkt entzündungshemmend, fiebersenkend und allgemein kräftigend.

Was Sie tun können

Das beste Mittel gegen Erkältungen und Grippe ist eine richtige Schwitzkur: Kochen Sie dazu den Tee recht stark (¼ l Wasser und 2 TL Blüten) und lassen Sie ihn 10 Minuten ziehen. Ein halber Liter dieses „Schwitztees" sollte möglichst heiß getrunken werden. Legen Sie sich anschließend sofort ins Bett.

Zur Vorbeugung gegen Erkältung und Grippe: 1 TL Blüten pro Tasse nehmen. Den Tee lauwarm trinken. In der kalten Jahreszeit können Sie vorbeugend 3 Wochen lang dreimal täglich eine Tasse Holundertee trinken.

Die Wirkung des Klassikers "Heißer Holunder" bei Erkältungskrankheiten ist übrigens längst wissenschaftlich belegt: Der „heiße Holunder" verhindert effektiv das Wachstum von Influenza-Viren, mildert deutlich die Schwere des Verlaufs und verkürzt die Erkrankung um ca. ⅓ der Zeit.

Halsschmerzen

Wie Holunder hilft

Holunder bringt die Entzündung schneller zum Abklingen, lindert die Schmerzen, stabilisiert die Schleimhäute und stärkt die Abwehr.

Was Sie tun können

Trinken Sie vorbeugend mehrmals täglich ein Glas Holundersaft.

Im akuten Fall: Trinken Sie jede Stunde eine Tasse Holunderblütentee oder Holundersaft möglichst heiß, bis die Schmerzen nachlassen.

Bereiten Sie eine Gurgellösung zu: Dazu zwei bis drei Teelöffel Blüten mit 150 ml heißem Wasser übergießen und 5–10 Minuten ziehen lassen.

Stellen Sie einen Holunderpunsch her:
1 l Holundersaft
2 l Apfelsaft
1 Zimtstange
3 Nelkenköpfe
2 Zitronen

Den Holundersaft in einen Topf gießen, zum Siedepunkt bringen, die Zimtstange und Nelkenköpfe mitziehen lassen. Nach 10 Minuten den Apfel- und Zitronensaft dazu gießen, erwärmen, jedoch nicht kochen. Den Saft durch ein Sieb gießen und wenn erforderlich mit Akaziensirup oder Honig süßen.

Der Punsch hilft, Erkältungskrankheiten wie Schnupfen, Halsschmerzen und Heiserkeit zu lindern. Außerdem ist er äußerst schmackhaft und somit auch besonders bei Kindern zur Linderung der Beschwerden bei Halsschmerzen sehr beliebt.

Hämorrhoiden

Wie Holunder hilft

Holunder wirkt entzündungshemmend, schmerzlindernd und beruhigend.

Was Sie tun können

Kochen Sie eine Handvoll Holunderblätter in einem halben Liter Milch auf. Nehmen Sie die Blätter aus der Milch heraus, lassen Sie sie abtropfen und legen Sie sie auf die betroffenen Stellen. Das wirkt lindernd bei schmerzenden und blutenden Hämorrhoiden.

Harndrang

Wie Holunder hilft

Holunder ist harntreibend und kann bei regelmäßiger Einnahme den ständigen Harndrang regulieren. Er löst die (seelischen) Blockaden bei Harnverhaltung, fördert die regelmäßige Urinausscheidung und normalisiert die ausgeschiedene Urinmenge.

Holunder wirkt beruhigend und entspannend auf den Schließmechanismus der Blase und hat sich auch bewährt bei nächtlichem Harndrang und bei sehr geringen Urinmengen.

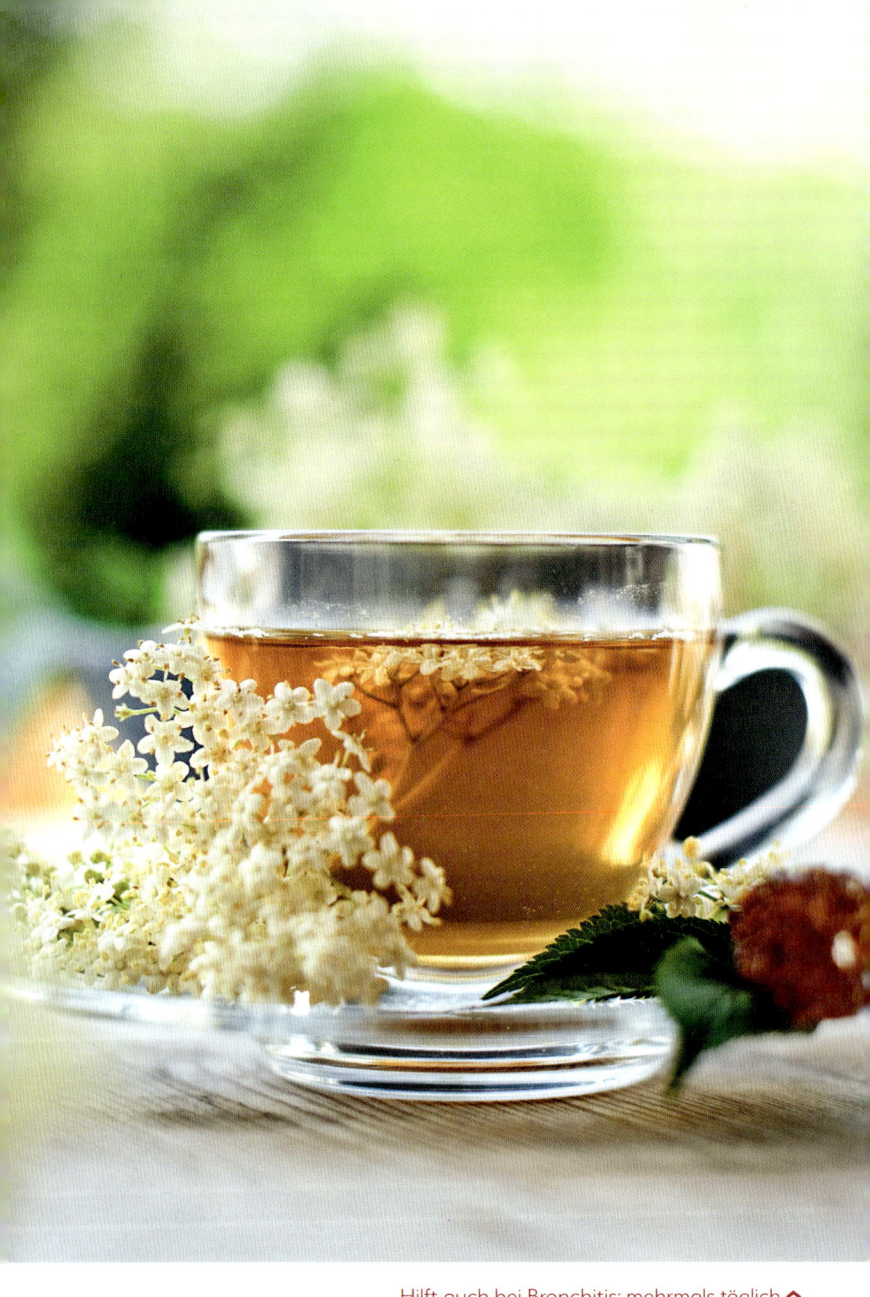

Hilft auch bei Bronchitis: mehrmals täglich ^
eine Tasse Holunderblütentee trinken.

Was Sie tun können

Trinken Sie regelmäßig Holunderbeeren- oder Holunderblüten-tee (Rezepte S. 37 u. 39).

Heiserkeit

Wie Holunder hilft

Holunder wirkt entzündungshemmend sowie beruhigend und entspannend auf die gereizten Stimmbänder.

Was Sie tun können

Bereiten Sie einen Holunderblütentee (Rezept S. 39) zu und trin-ken Sie ihn möglichst heiß in kleinen Schlucken. Sie können die-sen Tee auch zum Gurgeln verwenden. Er ist sehr wohltuend bei Halsentzündungen und Schluckbeschwerden.

Der besondere Tipp (für Erwachsene): Geben Sie einen Schuss Weißwein in den Tee, kochen Sie das Ganze noch einmal auf und seihen Sie dann ab.

   Die Einnahme von stündlich einem EL Holunderbeersaft ist eines der besten Naturheilmittel gegen Heiserkeit, trockenen, bellenden Husten und Rachenentzündung.

Herpes Zoster (Gürtelrose)

Wie Holunder hilft

Holunder wirkt antiviral, entzündungshemmend und immun-stärkend.

Was Sie tun können

Geben Sie 20 Tropfen Holunderpresssaft in ½ Glas Wasser. Trinken Sie diese Mischung morgens und abends schluckweise.

Stärken Sie Ihr Immunsystem mit einer Holunderbeersaftkur (Rezept S. 37)

Heuschnupfen

Wie Holunder hilft

Holunder wirkt entzündungshemmend und allgemein beruhigend auf die überreizten Schleimhäute.

Was Sie tun können

Trinken Sie zur Linderung Ihrer Beschwerden dreimal täglich eine Tasse Holunderblütentee (Rezept S. 39)

Hexenschuss

Wie Holunder hilft

Holunder wirkt entzündungshemmend und schmerzstillend.

Was Sie tun können

Legen Sie eine Holunderkompresse (Rezept S. 40) auf die betroffene Stelle.

Stellen Sie ein Kräuterkissen mit Holunder her (Rezept S.xx)

Wenn Sie häufiger unter Hexenschuss leiden, trinken Sie unverdünnten Holunderbeersaft als Kuranwendung: je 30 ml dreimal täglich über einen Zeitraum von drei Wochen.

Husten

Wie Holunder hilft

Holunder wirkt entzündungshemmend, krampflösend, schmerzstillend und beruhigend. Bei trockenem Husten trägt er dazu bei, den Bronchialschleim zu vermehren und zu verflüssigen, damit das Abhusten leichter fällt.

Was Sie tun können

Bereiten Sie „Hustenmarmelade" aus einem Teil Holunderbeeren und einem Teil Gelierzucker zu:

Die roten, von den Stielen gestreiften Holunderbeeren in wenig Wasser etwa 15 Minuten kochen. Alles durch ein Sieb streichen und diese Menge mit der gleichen Menge Gelierzucker vermischen. Nochmals 5 Minuten sprudelnd aufkochen und auf kleiner Flamme noch einige Zeit weiterköcheln lassen, bis die Gelierprobe gelingt. Dann in Gläser füllen.

Diese Hustenmarmelade hilft bei Erkältung, Husten und Bronchitis. Selbst hartnäckiger Husten verschwindet damit in kurzer Zeit. Man kann die Marmelade auch in Milch geben und in kleinen Schlucken trinken.

Bei stark verschleimtem Husten hilft Holundersirup. Kochen Sie dazu eine Handvoll reife Holunderbeeren in einem Liter Wasser, bis die Beeren aufspringen. Abgießen. 250−500 g Zucker zu dem Holundersaft fügen und eine halbe Stunde weiterkochen lassen. Den heißen Sirup in saubere Flaschen abfüllen und bei Bedarf ein Glas davon trinken.

Der Sirup des Roten Holunders (*Sambucus racemosa*) eignet sich auch gut als Hustensaft: 1−2 Esslöffel in eine Tasse geben, mit heißem Wasser auffüllen und warm trinken. Lindert Erkältungskrankheiten, löst Schleim und hilft beim Abhusten.

Bei fiebrigem Husten 2 TL Holunderblüten mit 0,5 l kochendem Wasser überbrühen, nach 10 Minuten trinken.

Ischiasbeschwerden

Wie Holunder hilft

Holunder wirkt entzündungshemmend, krampflösend, schmerzlindernd und beruhigend.

Was Sie tun können

Bereiten Sie eine Holunderkompresse zu (Rezept S. 40) und legen Sie diese auf die betroffene Stelle.

Trinken Sie regelmäßig Holunderbeersaft (Rezept S.37).

Kopfschmerzen

Wie Holunder hilft

Holunder wirkt krampflösend, schmerzlindernd und beruhigend.

Was Sie tun können

Befeuchten Sie frische oder getrocknete Holunderblüten mit etwas Wein oder Essig, schlagen Sie das Ganze in ein dünnes Baumwolltuch ein und legen Sie es sich auf die Stirn oder in den Nacken.

Leberbeschwerden

Wie Holunder hilft

Das ätherische Öl der Holunderblüten regt Leber und Galle an. Er unterstützt die Leber bei der Fettverdauung, der Entgiftung und bei zahlreichen Stoffwechselvorgängen. Außerdem werden der Speichelfluss und die Magen- und Gallensaftproduktion durch die Anwendung des ätherischen Öls angeregt. Holunder ist Bestandteil von Lebermedikamenten.

Was Sie tun können

Trinken Sie bei Leberbeschwerden über vier Wochen regelmäßig zwei Tassen Holunderblütentee (Rezept S. 39) am Tag.

Bereiten Sie eine Holunderkompresse zu (Rezept S. 40) und legen Sie sie in Höhe der Leber auf den Bauch.

Lungenprobleme

Wie Holunder hilft

In der chinesischen Kräuterheilkunde wird der Holunder der Lunge zugeordnet. Er stärkt die Lunge und die Abwehrkräfte der Lunge. Durch seine schweißtreibenden und fiebersenkenden Eigenschaften hilft der Holunder, Krankheitserreger aus der Lunge auszuscheiden.

Was Sie tun können

Begleitend zur ärztlich verordneten Therapie: Trinken Sie regelmäßig Holunderblütentee (Rezept S. 39) und essen Sie regelmäßig Holundermus (Rezept S. 37).

Magen-Darm-Katarrh

Wie Holunder hilft

Holunder wirkt antiviral und antibakteriell. Er beruhigt und entspannt die gereizten Schleimhäute.

Was Sie tun können

Essen Sie Holundermus (Rezept S. 37) Es wirkt hervorragend bei Entzündungen im Magen-Darm-Bereich und ist so gut verträglich, dass Sie es auch kleinen Kindern geben können.
Trinken Sie Holunderblütentee (Rezept S. 39)

Der besondere Tipp

Gegen Durchfall helfen getrocknete Holunderbeeren.
Wenn Sie die Beeren selbst trocknen wollen, legen Sie sie nach dem Waschen an eine warme luftige Stelle unter freiem Himmel. Sie können sie auch bei niedriger Temperatur (höchstens 40 °C) im Backofen oder in einem Dörrgerät trocknen.

Migräne

Wie Holunder hilft

Holunder wirkt schmerzstillend, entkrampfend und beruhigend.

Was Sie tun können

Essen Sie regelmäßig Holundermus (Rezept S. 37)

Nasennebenhöhlenentzündung

Wie Holunder hilft

Holunder wirkt entzündungshemmend und schmerzlindernd. Seine Flavonoide regen die Schleimproduktion an und lösen festsitzenden Schleim. Die in Holunder enthaltenen Anthocyane blockieren die häufigsten Schnupfenviren und verhindern ihre Vermehrung. Er beruhigt die gereizten Schleimhäute und stärkt bei chronischen Entzündungen die Abwehrkräfte.

Was Sie tun können

Lassen Sie sich in der Apotheke eine Mischung aus je einem Teil Holunderblüten, Lindenblüten, Schüsselblumenwurzeln und Königskerzenblüten zubereiten. Diese Pflanzen fördern die Ausscheidung von Giftstoffen und wirken sekretlösend. Bereiten Sie dreimal täglich davon einen Tee: Übergießen Sie zwei TL der Mischung mit 300 ml kochendem Wasser. 10 Minuten ziehen lassen, dann abseihen.

Tipp

Bei chronischen Entzündungen wie Sinusitis und Bronchitis können Sie Holunderblüten zur Inhalation verwenden:
Vier Esslöffel Holunderblüten in einer Schüssel mit ½ l kochendem Wasser übergießen, ein Handtuch über den Kopf legen und das Gesicht etwa 10 Minuten über den Dampf halten. Das wirkt reinigend, stimulierend und kräftigend auf Haut und Schleimhäute der Atemwege.

Neuralgien

Wie Holunder hilft

Holun der wirkt schmerzlindernd, entspannend und beruhigend.

Was Sie tun können

Essen Sie Holundermus (Rezept S. 37)

Trinken Sie Holunderbeersaft (Rezept S. 37)

Nierenprobleme

Wie Holunder hilft

Holunder ist harntreibend und hilft so, die Ausscheidung von Urin und damit den Abtransport von Krankheitserregern zu fördern. Holunderblüten regen die Nierentätigkeit an und unterstützen die Ausscheidung von Stoffwechselschlacken.

Was Sie tun können

Wenn Sie öfter unter Nierenproblemen leiden, machen Sie zusätzlich zur vom Arzt verordneten Therapie eine Holunderkur: Trinken Sie über einen Zeitraum von vier Wochen täglich 3 Tassen Holunderblütentee. (Rezept S. 39)

Ödeme

Wie Holunder hilft

Holunder wirkt entwässernd und Ausscheidungen fördernd.

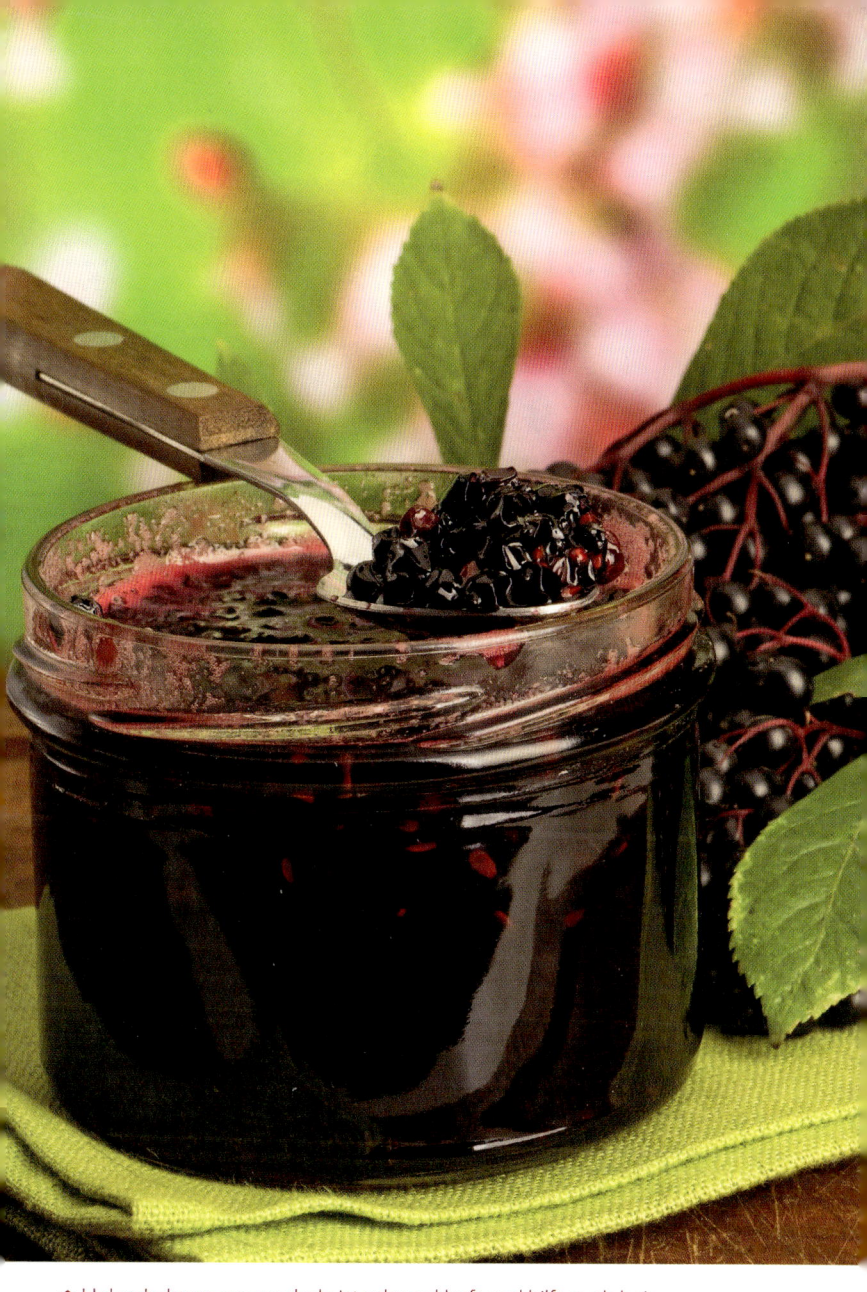

⌃ Holunderbeerenmarmelade ist schmackhaft und hilft auch bei
Neuralgien.

Was Sie tun können

Trinken Sie kurmäßig Holunderblütentee (Rezept S. 39)

Ohrenschmerzen

Wie Holunder wirkt

Holunder wirkt entzündungshemmend, schmerzlindernd und krampflösend.

Was Sie tun können

Geben Sie einige Tropfen warmen Holunderblütentee ins Ohr.

Erwärmen Sie frische oder getrocknete Blüten über Dampf. Dazu legen Sie einen Topfdeckel umgedreht auf einen Topf mit kochendem Wasser und erwärmen darauf die Blüten.

Überbrühen Sie ein kleines, mit Holunderblüten gefülltes Leinensäckchen mit kochendem Wasser, drücken Sie es aus und legen Sie es warm auf das schmerzende Ohr.

Rheumatische Beschwerden

Wie Holunder hilft

Holunder wirkt entzündungshemmend, schmerzlindernd, harntreibend und entwässernd.

Was Sie tun können

Folgende Tees haben sich bei rheumatischen Beschwerden bewährt:

Rheuma-Tee

je 10 g Holunderblüten, Ackerschachtelhalm, Brennnesselblätter, Löwenzahnwurzel (mit Kraut), Birkenblätter
2 gehäufte TL dieser Mischung mit ¼ l kaltem Wasser langsam zum Sieden bringen, 5 Minuten ziehen lassen, 4–6 Wochen lang täglich 2–3 Tassen trinken.

Tee zur Anregung der Harnsäureausscheidung

je 10 g Schlehenblüten, Wildes Stiefmütterchenkraut, Holunderblüten
5 g Faulbaumrinde
2 gestrichene TL dieser Mischung mit ¼ l siedendem Wasser aufgießen, 5–10 Minuten ziehen lassen, 4 Wochen lang 2–3 Tassen täglich trinken.

Zahnschmerzen

Wie Holunder hilft

Holunder wirkt entzündungshemmend und beruhigend.

Was Sie tun können

Um die Zeit bis zum Zahnarzttermin zu überbrücken, bereiten Sie einen Holunderblütentee (Rezept S. 39) zu und spülen Sie die schmerzende Stelle damit.

Holunder für Mutter und Kind

Auch in der Schwangerschaft kann Holunder hervorragend zur Unterstützung der Gesundheit der werdenden Mutter eingesetzt werden. Bei Infektanfälligkeit und Erkältungskrankheiten ist er eine gute Alternative zu Medikamenten. Er verhilft zu neuer Kraft und zu einem guten Körpergefühl. Außerdem wirkt er aufbauend, stärkend und unterstützend in Übergangssituationen. Er schmeckt lecker u.a. als Sirup oder Marmelade und schützt die Zellmembranen vor freien Radikalen. Der Holundersaft kann auch bei einer Schwangerschaftsanämie, einer Blutarmut während der Schwangerschaft, die überwiegend auf den erhöhten Eisenbedarf des Embryos oder einer verminderten Eisenaufnahme zurückzuführen ist, eingesetzt werden. Das regelmäßige Trinken von Holundersaft sorgt hier für eine ausreichende Eisenzufuhr und kann so einem Eisenmangel vorbeugen.

Holunder für die Milchbildung

In der Stillzeit hilft Holunder, die Milchbildung zu fördern, weshalb er in den gängigen als „Stilltee" erhältlichen Teemischungen enthalten ist. Sie können sich aber auch selber einen Stilltee herstellen. Trinken Sie dazu dreimal täglich eine Tasse Holunderblütentee (Rezept S. 39)

Holunder für Säuglinge und Kleinkinder

Ist Ihr Säugling oder Ihr Kleinkind erkältet, können Sie ihm mit Holunder helfen. Sambucus nigra (Schwarzer Holunder) in der Potenz D3 lindert festsitzenden Schnupfen bei Säuglingen und Kleinkindern, wenn die Symptome folgendermaßen aussehen: Die Nase ist so verstopft, dass das Kind beim Stillen und Trinken keine Luft bekommt und immer wieder absetzen muss. Es schwitzt, wenn es wach ist, aber im Schlaf ist die Haut trocken und heiß.

Kindern ab einem Jahr können Sie auch Holundersirup mit Honig gesüßt gegen die Erkältung geben.

Kinderkrankheiten:

Keuchhusten
Wie Holunder hilft
Holunder wirkt krampflösend, entzündungshemmend, stärkend, beruhigend und kräftigend.

Was Sie tun können
Bereiten Sie einen Tee mit Holunderblüten zu:
Mischen Sie dazu 15 g Holunderblüten, 15 g Thymian, 10 g Anis und 10 g Salbeiblätter. Mischen Sie 2 TL davon mit ¼ l kaltem Wasser. Der Tee muss ca. 3 Stunden ziehen. Kochen Sie ihn dann auf, lassen Sie ihn 10 Minuten abgedeckt ziehen und seihen Sie ab. Geben Sie Ihrem Kind davon 3 bis 4 Tassen über den Tag verteilt. Der Tee sollte möglichst heiß und in kleinen Schlucken getrunken werden.

Masern
Wie Holunder hilft

Holunder fördert die Schweißbildung und hilft so beim Ausscheiden der Krankheitserreger. Auch typische Begleiterscheinungen der Masern wie hohes Fieber, verschleimte Bronchien und Ohrenschmerzen lassen sich gut mit Holunder behandeln. Außerdem beschleunigt Holunder das Auftreten der Hautsymptome, er „bringt die Masern richtig heraus".

Was Sie tun können

Geben Sie Ihrem Kind in der Anfangsphase der Krankheit regelmäßig Holunderblütentee (Rezept S. 39) zu trinken.

Der besondere Tipp

Muss Ihr Kind ein Antibiotikum einnehmen, weil der Arzt eine Folgekrankheit der Masern befürchtet, können Sie die negativen Wirkungen des Antibiotikums auf die Darmflora lindern, indem Sie Ihrem Kind verdünnten Holundersaft (Rezept S. 37) oder Holundermus (Rezept S. 37) geben. Kindern ab einen Jahr können Sie auch Holundermus aufs Brot streichen.

Scharlach
Wie Holunder hilft

Siehe unter Masern

Was Sie tun können

Siehe unter Masern

Der besondere Tipp

Um die Regeneration nach dem oft langwierigen und kräftezehrenden Krankheitsverlauf zu unterstützen, machen Sie mit Ihrem Kind eine Holunderkur (Rezept S. 73)

Windpocken
Wie Holunder hilft

Holunder wirkt antiviral und entzündungshemmend.

Was Sie tun können

Holunderblüten-Aufguss bei Windpocken

Kochen Sie 1 l Wasser auf und überbrühen Sie damit 4 EL Holunderblüten.

Tupfen Sie die Haut Ihres Kindes mit dem abgekühlten Aufguss ab.

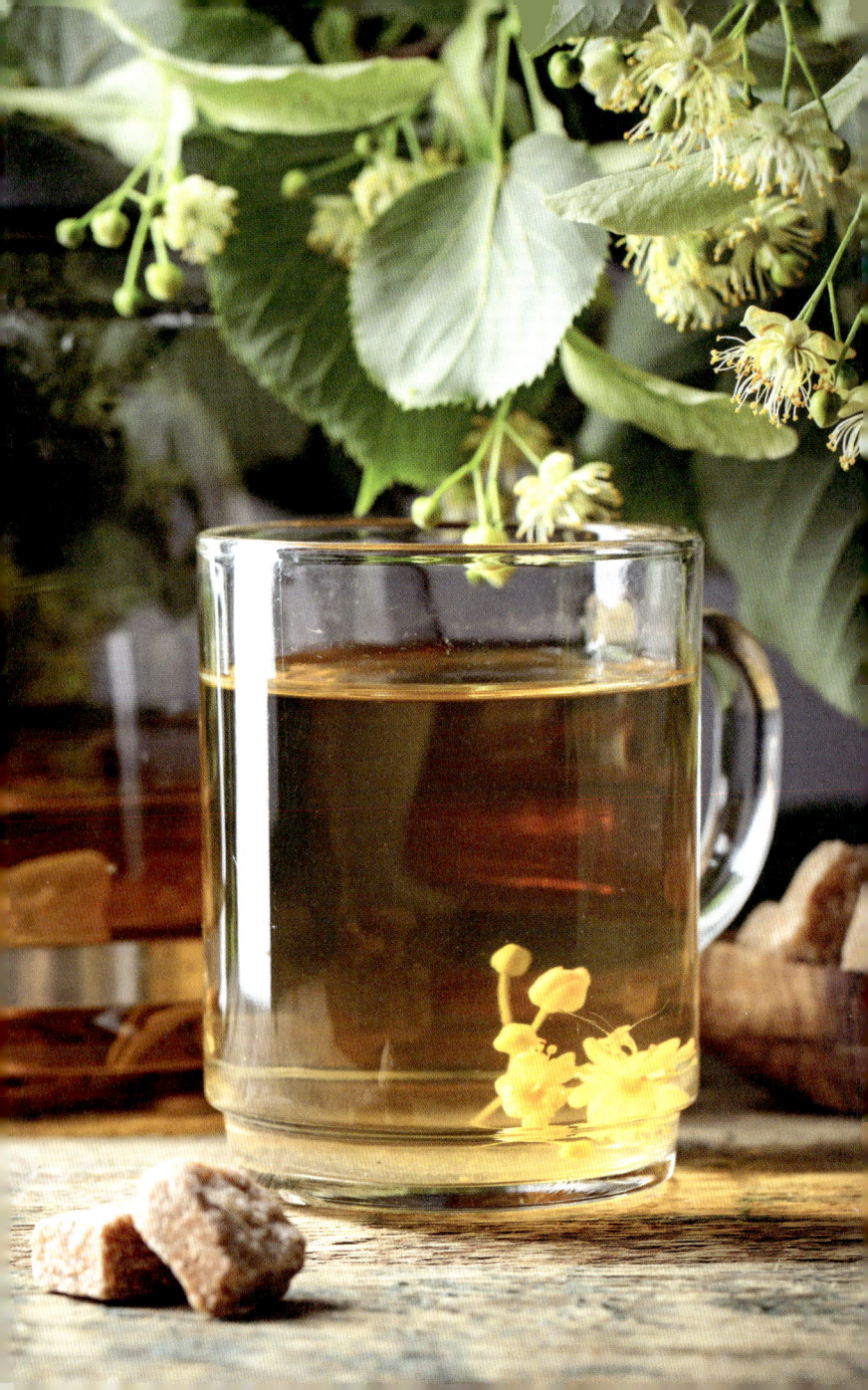

Holunder als Stärkungs-mittel

Die Beeren des Holunderstrauches sind reich an Wirkstoffen, die unser Immunsystem bei der Infektabwehr unterstützen und schleimlösend wirken. Anthocyane und Polyphenole schützen unsere Abwehrzellen, wenn sie gegen Viren und Erreger vorgehen. Zudem ist Holunder, wie wir schon gesehen haben, eine ausgezeichnete Quelle für die Vitamine A, B und C, die unserem Immunsystem dadurch die Kraft geben, erfolgreich gegen Erreger anzukämpfen. Holunder hat noch dazu regenerierende und Kraft schenkende Wirkung auf unsere Seele. Unsere Vorfahren glaubten, Holunder schenke neue Lebenskraft.

Abwehrschwäche

Wenn Ihr Kind von einem Infekt in den anderen rutscht, hilft oftmals eine Teekur mit Linden- und Holunderblüten, die das Immunsystem ankurbeln.

Linden-/Holunderblütentee

Mischen Sie 1 TL Lindenblüten und 1 TL Holunderblüten. Nehmen Sie dann von der Mischung 1 TL und überbrühen das Ganze mit ¼ l kochendem Wasser. Lassen Sie den Tee 10 Minuten ziehen und seihen Sie ihn anschließend ab. Geben Sie Ihrem Kind davon täglich 1 Tasse zu trinken.

❮ Fügt man den Holunderblüten noch Lindenblüten hinzu und bereitet daraus einen Tee, lassen sich Infekte bei Kindern gut behandeln.

Auch der folgende Tee fürs Immunsystem hat sich bewährt:

40 g Sonnenhutwurzel

30 g Hagebuttenschalen

10 g Ginsengwurzel

10 g Lapachorinde

10 g Holunderblüten

Einen Tee aufbrühen, mit einem EL der Mischung pro Tasse. 10–15 Minuten ziehen lassen, dann abseihen. Nach Belieben mit Honig süßen. Dreimal täglich eine Tasse trinken.

Mit Holundermus lassen sich ebenfalls die Abwehrkräfte steigern:

Übergießen Sie einen halben Liter gewaschene entstielte Beeren mit 150 ml Wasser und fügen Sie drei EL Zucker, etwas Zimt und zehn getrocknete Zwetschgen hinzu. Kochen Sie die Beeren unter ständigem Rühren bei schwacher Hitze zu Mus. Wenn die Kerne Sie stören, passieren Sie das Mus anschließend durch ein Sieb. Zur Stärkung des Immunsystems nehmen Sie dreimal täglich einen Esslöffel Mus ein.

Überanstrengte Augen

Wie Holunder hilft

Holunder wirkt beruhigend, kühlend und schmerzlindernd.

Was Sie tun können

1 Esslöffel getrocknete Blüten mit ½ l kochendem Wasser überbrühen, 10 Minuten ziehen lassen, abseihen, abkühlen lassen

und Wattepads mit dem Aufguss tränken. Legen Sie diese 10–15 Minuten lang auf die geschlossenen Augenlider.

Holunderblütentee (Rezept S. 39) abkühlen lassen und zu Augen-Auflagen verwenden: Je ein Stofftaschentuch damit tränken, auswringen und auf die Augen legen.

Erschöpfung, Müdigkeit

Wie Holunder hilft

Holunder wirkt regenerierend bei körperlicher und seelischer Erschöpfung und schenkt neue Kraft.

Was Sie tun können

Zusätzlich zur ärztlich verordneten Therapie: Machen Sie eine Holunderkur (Rezept S. 73)

Gönnen Sie sich regelmäßig Massagen mit Holunderblüten-Massageöl (aus der Apotheke).

Holunder ist auch hilfreich für die Seele. Er wirkt beruhigend, entspannend, stabilisierend und schlaffördernd.

Holunder für die Haut

Der Holunder eignet sich auch hervorragend zur Hautpflege. Holunderblüten wirken entzündungshemmend, klären, glätten und beruhigen die Haut. Sie regen die Durchblutung besonders bei reifer Haut an, tragen dazu bei, den Säureschutzmantel zu erhalten, lindern bei trockener, rauer, schmerzender Haut und können Hautflecken verringern. Holunderanwendungen zur täglichen Hautpflege finden Sie am Ende dieses Kapitels.

Akne

Wie Holunder hilft

Er wirkt gegen Viren und Bakterien, desinfiziert, lindert Entzündungen, glättet und beruhigt die Haut, fördert die Selbstheilung und wirkt leicht adstringierend.

Unterstützend zu einer Akne-Behandlung kann er dazu beitragen, das Hautbild langfristig zu verbessern.

Was Sie tun können

Verwenden Sie selbst hergestelltes Holunderblütenwasser zur Gesichtsreinigung. Sie benötigen dazu 400 g frische gepflückte Holunderblüten, 1 l stilles Mineralwasser und den Saft von zwei ungespritzten Zitronen. Schütteln Sie die Holunderblüten gut aus, brausen Sie sie vorsichtig ab und entstielen Sie sie. Die Blüten geben Sie zusammen mit dem Mineralwasser in einen Topf und lassen sie kurz aufkochen, dann ca. drei Minuten köcheln.

Nehmen Sie anschließend den Topf vom Herd und lassen Sie das Ganze über Nacht ziehen. Am anderen Morgen seihen Sie ab und füllen das Gesichtswasser in eine sauber gespülte dunkle Glasflasche, die Sie nach dem Benutzen immer wieder gut verschließen sollten. Bewahren Sie die Flasche im Kühlschrank auf.

Für ein Gesichtsdampfbad kochen Sie ⅛ l des Holunderblütenwassers kurz auf. Dauer des Dampfbades ca. 20 Minuten.

Sie können auch Holunderblütentee oder -essig zum Abtupfen der Haut nach der Reinigung verwenden.

Cellulite

Wie Holunder hilft

Das im Holunder reichlich enthaltene Vitamin C stärkt das Bindegewebe, glättet, strafft und ebnet die Haut.

Was Sie tun können

Machen Sie eine Holunderkur (Rezept S. 73)

Massieren Sie die betroffenen Stellen mit Holunder-Massageöl aus der Apotheke.

Falten

Wie Holunder wirkt

Der Holunder ist bekannt für seine glättende und harmonisierende Wirkung auf die Haut.

Was Sie tun können

In der Apotheke oder der Drogerie finden Sie Holunder-Massageöl sowie zahlreiche Kosmetika, die Holunder enthalten und zur Glättung der Haut beitragen.

Sommersprossen

Wie Holunder hilft

Bei regelmäßiger Anwendung kann Sommersprossen auf Dauer verblassen lassen.

Was Sie tun können

Auf der Seite www.hexenkueche.de findet sich folgendes Rezept aus Großmutters Zeiten:

Holunderblütengesichtswasser
Eine Handvoll Holunderblüten
2 l Wasser
50 g Alkohol (90 %)

Man füllt eine große Flasche mit einer Handvoll Holunderblüten, von denen man vorher die Stiele entfernt hat, und presst die Blüten zusammen. Hierüber gießt man das kochende Wasser. Sobald die Flüssigkeit etwas abgekühlt ist, gibt man den Alkohol dazu. Das Gefäß bindet man nun mit einem Tuch zu und stellt es für ein paar Stunden an einen warmen Ort. Anschließend lässt man die Mischung vollständig abkühlen, filtriert sie und füllt sie in Flaschen ab. Flaschen gut verschließen. Ist die Flasche geöffnet, sollten Sie den Inhalt baldmöglichst aufbrauchen.

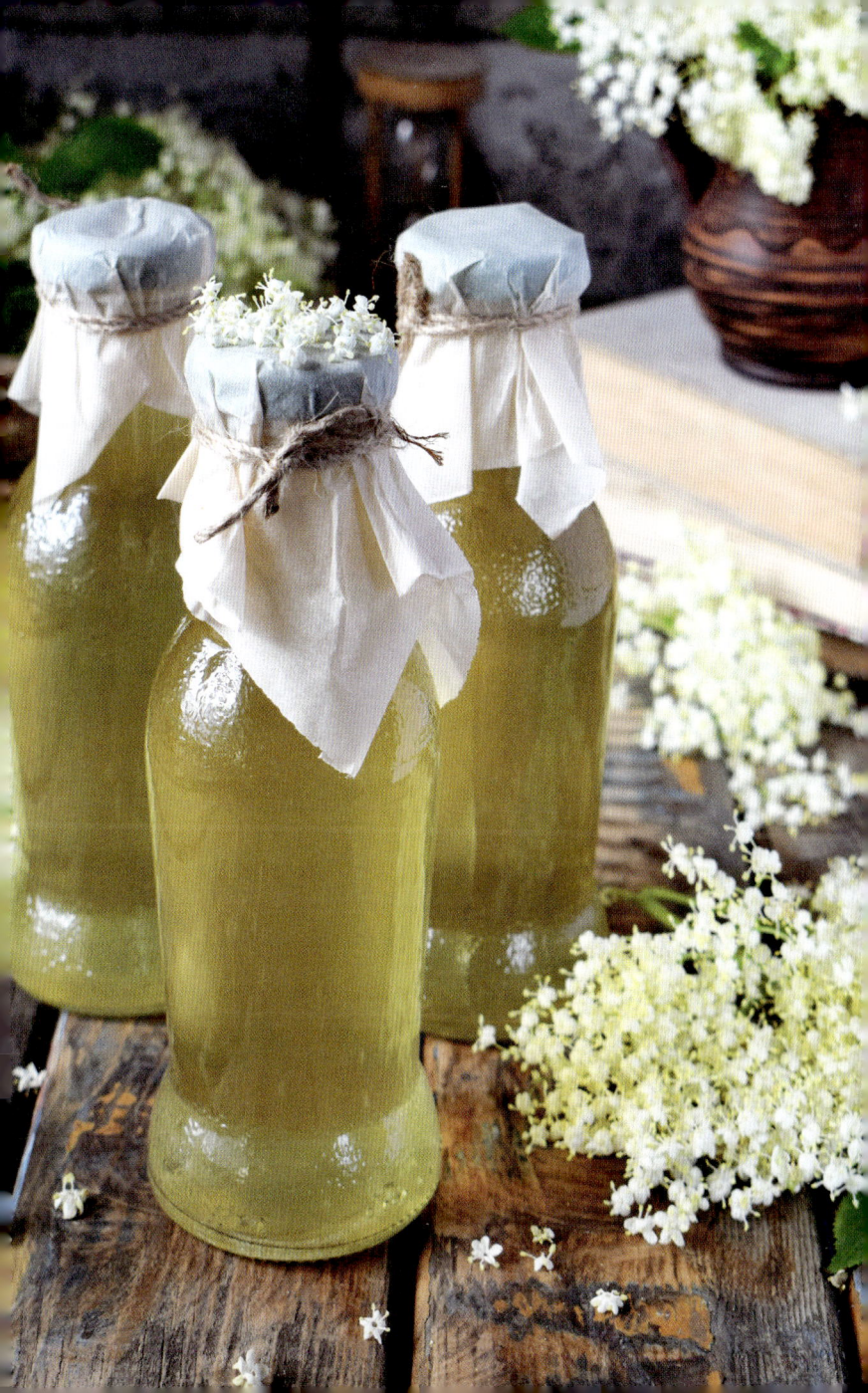

Holunderanwendungen für die Hautpflege

> Holunderblütenöl
> wohltuend bei gereizter, trockener und rauer Haut:

Schneiden Sie 5 Dolden frischer Holunderblüten ab und geben Sie diese mit 500 ml Olivenöl in einen Topf; 2 Minuten, also nur kurz, erwärmen, dann die Dolden absieben und das Öl abkühlen lassen.

Dieses Öl eignet sich auch als Salbengrundlage und kann mit Bienenwachs eingedickt werden.

Auf der Seite www.naturdetektive.de finden sich folgende Holunder-Anwendungen zur Hautpflege:

Holunderblüten-Bad

Lassen Sie 100 Gramm frische Blüten vier Stunden lang in ⅓ l Milch ziehen. Seihen Sie die Blüten ab und gießen Sie die Milch ins Badewasser.

Wenn Sie im Winter ein wärmendes Bad brauchen, nehmen Sie 50 g getrocknete Holunderblüten, übergießen sie mit ⅓ l kochendem Wasser und lassen Sie diese Mischung eine halbe Stunde zugedeckt ziehen. Dann wieder abseihen, noch ⅓ l Milch zugeben und alles mit dem Badewasser gut vermengen.

Holunderblütencreme

Diese Creme ist, genau wie das Bad, sehr mild und macht die Haut glatt und weich.

150 ml süßes Mandelöl

4 TL Lanolin

2 gestrichene EL getrocknete Holunderblüten

1 TL Honig

Das Mandelöl und das Lanolin werden im Wasserbad erwärmt. Am besten nimmt man eine Tasse oder eine Schale und stellt sie in einen mit Wasser gefüllten Topf, der auf dem Herd erhitzt wird. Dann die Holunderblüten dazugeben und die Mischung weiter im Wasserbad bei schwacher Hitze ungefähr 30 Minuten lang köcheln. Anschließend die Blüten abseihen und den Honig hineinrühren. Abkühlen lassen und in einem gut schließenden Gefäß kühl und dunkel aufbewaren.

Noch ein Tipp:

Holunderblütencreme eignet sich auch sehr gut zur Behandlung von Narben.

Der besondere Tipp

Eine ausgefallene Geschenkidee sind Badesäckchen mit Holunder. So werden sie angefertigt: Aus einem Stück Stoff zwei Vierecke (zum Beispiel 14 cm lang und 9 cm breit) ausschneiden. Diese mit der Vorderseite aufeinanderlegen, am Rand an drei Seiten fest zusammennähen und dann das Äußere nach innen drehen, damit man die Naht nicht mehr sieht. Nun je nach Größe des Säckchens 1–3 EL getrocknete Holunderblüten und die doppelte Menge Trockenmilchpulver hinzugeben und das Ganze in den Beutel füllen. Mit einem bunten Band zubinden.

Erste Hilfe mit Holunder

Insektenstiche

Wie Holunder hilft
Holunder wirkt schmerzstillend und entzündungshemmend.

Was Sie tun können
Wenn eine Biene oder eine Wespe Sie gestochen hat, zerkauen Sie ein paar frische Holunderblätter und legen Sie sie auf die betroffene Stelle.

Prellungen

Wie Holunder hilft
Holunder wirkt abschwellend und beruhigend.

Was Sie tun können
Legen Sie eine Holunderkompresse (Rezept S. 40) auf die betroffene Stelle.

Quetschungen

Wie Holunder hilft
Holunder wirkt abschwellend und beruhigend.

Was Sie tun können

Siehe unter Prellung

Sonnenbrand, Verbrennungen

Wie Holunder hilft

Holunder wirkt entzündungshemmend und beruhigend auf die gereizte Haut. Er fördert die Wundheilung, lindert den Schmerz und beugt der Narbenbildung vor. Die Haut wird wieder weich und geschmeidig.

Was Sie tun können

Nehmen Sie ein lauwarmes Holunderblütenbad (Rezept S. 39). Die schmerzlindernde Wirkung lässt sich durch die Zugabe von je einem halben Liter Kefir oder Buttermilch noch erhöhen.

Sie können auch zerriebene Holunderblätter auf die schmerzenden Stellen legen.

Tipp

Wenn der Sonnenbrand abheilt und die Haut sich schuppt, ist eine Pflege mit Holunderöl sehr wohltuend:

Schneiden Sie dazu 5 Dolden frischer Holunderblüten ab und geben Sie diese mit 500 ml Olivenöl in einen Topf. Das Ganze wird für zwei Minuten erwärmt. Sieben Sie dann die Dolden ab und lassen Sie die Mischung abkühlen.

Verstauchungen

Wie Holunder hilft

Holunder wirkt abschwellend, schmerzstillend und beruhigend.

Was Sie tun können

Legen Sie eine Holunderkompresse (Rezept S.40) auf die betroffene Stelle.

Kleinere Wunden

Wie Holunder hilft

Holunder wirkt entzündungshemmend, schmerzstillend und beruhigend. Die im Holunder enthaltenen Gerbstoffe fördern die Wundheilung.

Was Sie tun können

Betupfen Sie die Wunde mehrmals täglich mit Holunderblüten-tee (Rezept S.39).

Bei Verstauchungen hilft auch eine Holunderkompresse. ❯

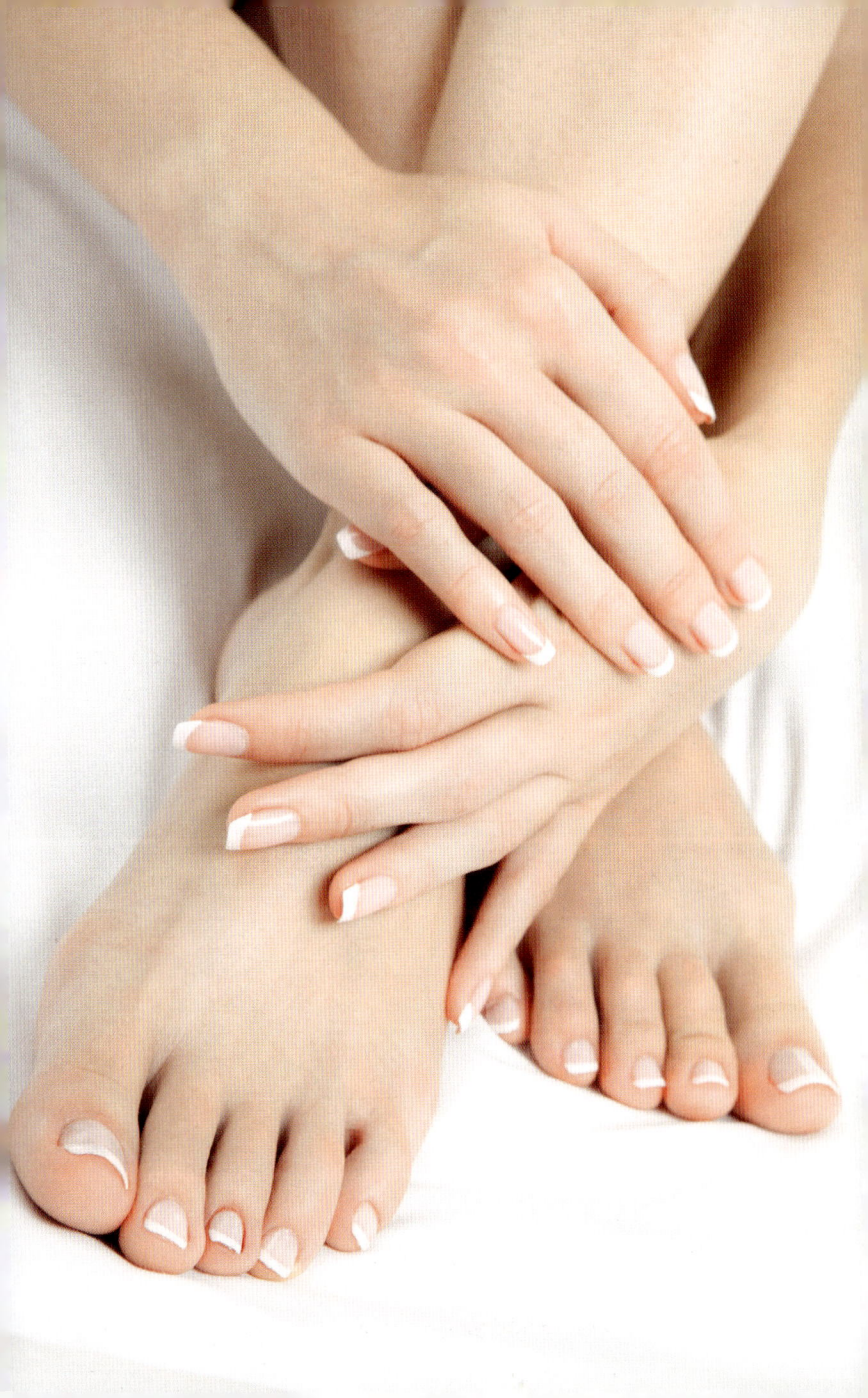

Köstliches mit Holunder

Sicher kennen Sie aus Ihrer eigenen Kindheit noch den Holundersaft oder -tee, der von der Mutter oder von der Oma bei Erkältung und Husten zubereitet wurde. Vielleicht tauchen Sie für Ihre Kinder auch Holunderdolden in Pfannkuchenteig, so wie Sie es als Kind gegessen haben. Und Marmeladen aus Holunder und anderen Früchten gehören ja ohnehin zu den Klassikern.

Wissenswertes zur Verwendung von Holunder in der Küche

Darüber hinaus gibt es noch eine Vielzahl an leckeren Holunderzubereitungen. Im nachfolgenden Rezeptteil finden Sie Altbekanntes und Ungewohntes zum Ausprobieren. Vielleicht bereiten Sie ein Holunderblütendressing für Ihren Salat zu oder versuchen sich an einer kleinen Delikatesse, dem geeisten Holunderblütensüppchen.

Wer gern Fleisch isst, findet ebenfalls Vorschläge, diese Gerichte mit Holunderzubereitungen zu verfeinern. Auch kleine, schnelle Gerichte wie Omelette bekommen einen besonderen Pfiff, wenn Sie sie mit Holunder zubereiten.

Backwaren mit Holunder sind Ihnen sicher geläufig, auch hier finden Sie zahlreiche Rezepte. Besonders ans Herz legen möchte ich Ihnen die Desserts mit Holunder. Nicht nur Ihre Kinder werden sie mögen. Gebackene Holunderblüten sehen außerdem noch richtig schön aus.

Am Schluss des Rezeptteils finden Sie Getränkerezepte mit Holunder. An der perfekten Zubereitung von Holunderblütensekt, so hieß es früher, erkennt man die perfekte Hausfrau ... Na dann! Auch wenn Ihnen der Holunderblütensekt nicht gut gelingen sollte – schmecken wird Ihnen das Folgende sicher.

Vorspeisen

Salate

Feldsalat mit Speck und Holunderblütenessig

Für 4 Personen
50 g Bauernspeck
1 kl. Zwiebel
300 g Feldsalat

Für das Dressing
60 ml Holunderblütenessig
40 ml Apfelsaft
Salz
Pfeffer
Zucker
50 ml Nussöl

Den Speck und die Zwiebel hauchdünn schneiden und anbraten. Den Salat gut waschen und gelbe Blättchen sorgfältig auszupfen. Für das Dressing Essig und Apfelsaft verrühren, mit Salz, Pfeffer und Zucker abschmecken, dann das Öl dazugeben.

Das Dressing über den Salat geben, gut vermischen und mit Speck und Zwiebel servieren.

Kopfsalat mit Holunder-Portwein-Dressing

Für 4 Personen

1 gr. Kopfsalat

Für das Dressing:

Olivenöl

2 Schalotten, fein gehackt

4 EL Ahornsirup

100 ml Portwein

100 ml Holundersaft

Meersalz

Pfeffer, schwarz, aus der Mühle

3 EL Balsamico

3 EL Haselnussöl

Salz und Pfeffer

Den Kopfsalat wie gewohnt zubereiten.

Das Olivenöl in einer Pfanne erhitzen, die Schalotten darin glasig anschwitzen. Den Ahornsirup dazugeben, kurz aufschäumen lassen. Mit dem Portwein ablöschen. Den Holundersaft dazugeben und würzen. Bei mittlerer Hitze bis auf ca. die halbe Menge reduzieren. Abkühlen lassen. Den Balsamico und das Haselnussöl in das kalte Dressing einrühren, mit Salz und Pfeffer abschmecken. Über den Kopfsalat geben, durchmischen und servieren.

Dieses Rezept eignet sich gut zum Verwöhnen von Gästen. Die Kombination von Holundersaft, Portwein, Balsamico und Haselnussöl dürften die wenigsten von ihnen kennen, und ein Lob dürfte dem Koch bzw. der Köchin sicher sein. Beste Voraussetzungen also für eine gelungene Abendeinladung oder ein festliches Mittagessen!

Suppen

Geeistes Holunderblütensüppchen

Für 4 Personen

10 voll erblühte Holunderdolden

ca. 20 g Speisestärke

2 l Wasser

650 g Zucker

15 g gepresster Limettensaft

50 g Holunderblüten (abgezupft von den Dolden)

200 ml Grauer Burgunder

Die Holunderblüten möglichst an einem heißen Tag pflücken. In einem großen Topf, knapp mit kaltem Wasser bedeckt, 24 Stunden ziehen lassen. Durch ein feines Tuch gießen. Speisestärke mit 20 ml des Holundersudes anrühren. Die restlichen Zutaten außer dem Wein zum Kochen bringen. Angerührte Speisestärke unterrühren und so lange kochen lassen, bis die Stärke durchsichtig klar ist. Den heißen Sud über die Holunderblüten geben und den Grauen Burgunder dazugießen. Erkalten lassen und gut kühl stellen. In geeisten Suppentellern anrichten. Auch mit diesem Rezept können Sie Ihre Gäste überraschen und für ganz neue Geschmackserlebnisse sorgen.

Holunderbeersuppe mit Grießklößchen

Für 4 Personen

1 kg Holunderbeeren, gewaschen und entstielt

3 EL Zucker

2 EL Grieß

2 EL Orangensirup

für die Klößchen:
⅛ l Milch
1 TL Butter
Salz
50 g Grieß
1 Ei

Die Holunderbeeren mit einem Liter Wasser zehn Minuten kochen lassen, durch ein Sieb streichen, nochmals aufkochen lassen, den Zucker zugeben, den Grieß einstreuen, ausquellen lassen (die Suppe soll leicht sämig sein), mit Orangensirup abschmecken.

Milch und Butter mit einer Prise Salz zum Kochen bringen, den Grieß einstreuen und so lange rühren, bis sich die Grießmasse vom Boden löst. Das Ei unter die leicht abgekühlte Grießmasse mischen, mit dem Teelöffel ovale Klößchen abstechen und in leicht gesalzenem Wasser gar ziehen lassen. Die Klößchen als Einlage in die Suppe geben.

Diese Suppe können Sie heiß oder kalt servieren.

Melonensuppe mit Holunderblütenmousse

Für 4 Personen
400 ml Holunderblütensirup
Saft einer Zitrone
1 Glas Sekt
4 Blatt Gelatine
2 Eiweiß
30 g Zucker
300 g geschlagene Sahne
1 Netzmelone

1 Schuss Orangen- oder Passionsfruchtsaft

1 Schuss Moscato (Wein)

Melonenbällchen und Himbeeren zum Garnieren

75 g Joghurt oder Sauerrahm

4 Dolden Holunderblüten

Butterschmalz

Holunderblütensirup mit Zitronensaft und Sekt abschmecken. Die Gelatine in kaltem Wasser einweichen, ausdrücken und in der leicht erwärmten Flüssigkeit auflösen. Kalt stellen, bis die Masse leicht zu gelieren beginnt. Eiweiß mit Zucker steif schlagen und zusammen mit der geschlagenen Sahne unter die gelierende Masse heben. In tiefe Teller einfüllen und kalt stellen. Aus der Melone einige Kugeln ausstechen und den Rest mit dem Mixer pürieren. Mit Orangen- oder Passionsfruchtsaft abschmecken. Zum Schluss noch einen Schuss Moscato zur Abrundung dazu. Die Melonensuppe über die Mousse gießen und mit den Früchten und dem Sauerrahm servieren. Holunderblüten in Pfannkuchenteig eintauchen und in Butterschmalz ausbacken.

Snacks

Holunderbeerknödel

Für 4 Personen

750 g entstielte Holunderbeeren

80 g Gelierzucker

4 sehr reife Pflaumen, entsteint

Saft und Schale von 1 Zitrone

Saft und Schale von 1 Orange

½ Zimtstange

750 g Quark, gut abgetropft

50 g Butter

3 Eier

3 EL Honig

2 altbackene Semmeln, gerieben

flüssige Butter

Zimtzucker

Alle Zutaten von Holunderbeeren bis Zimtstange in einem Topf zugedeckt gute 15 Minuten bei kleiner Hitze köcheln lassen. Dann durch ein Sieb gießen und ausdrücken. Den Quark durch ein Sieb streichen, mit der Butter und den Eiern cremig rühren, kalt stellen. Zitrussaft, Honig und Semmelbrösel unter die Quarkmasse mischen und weitere 30 Minuten quellen lassen. Dann aus der Masse kleine Knödel formen, in die Mitte jeweils einen Teelöffel der Holunderbeermasse geben. Die kleinen Knödel in Salzwasser in etwa fünf Minuten gar ziehen lassen. Anschließend zuerst in flüssiger Butter, dann in Zimtzucker wenden.

Holunderbeer-Kokos-Kaltschale

Für 6 Personen

1 Eiweiß

Salz

30 g Zucker

20 g Puderzucker

20 g Kokosraspel

10 g Kokosraspel

500 g Holunderbeeren

100 ml Apfelsaft

4 EL Apfeldicksaft

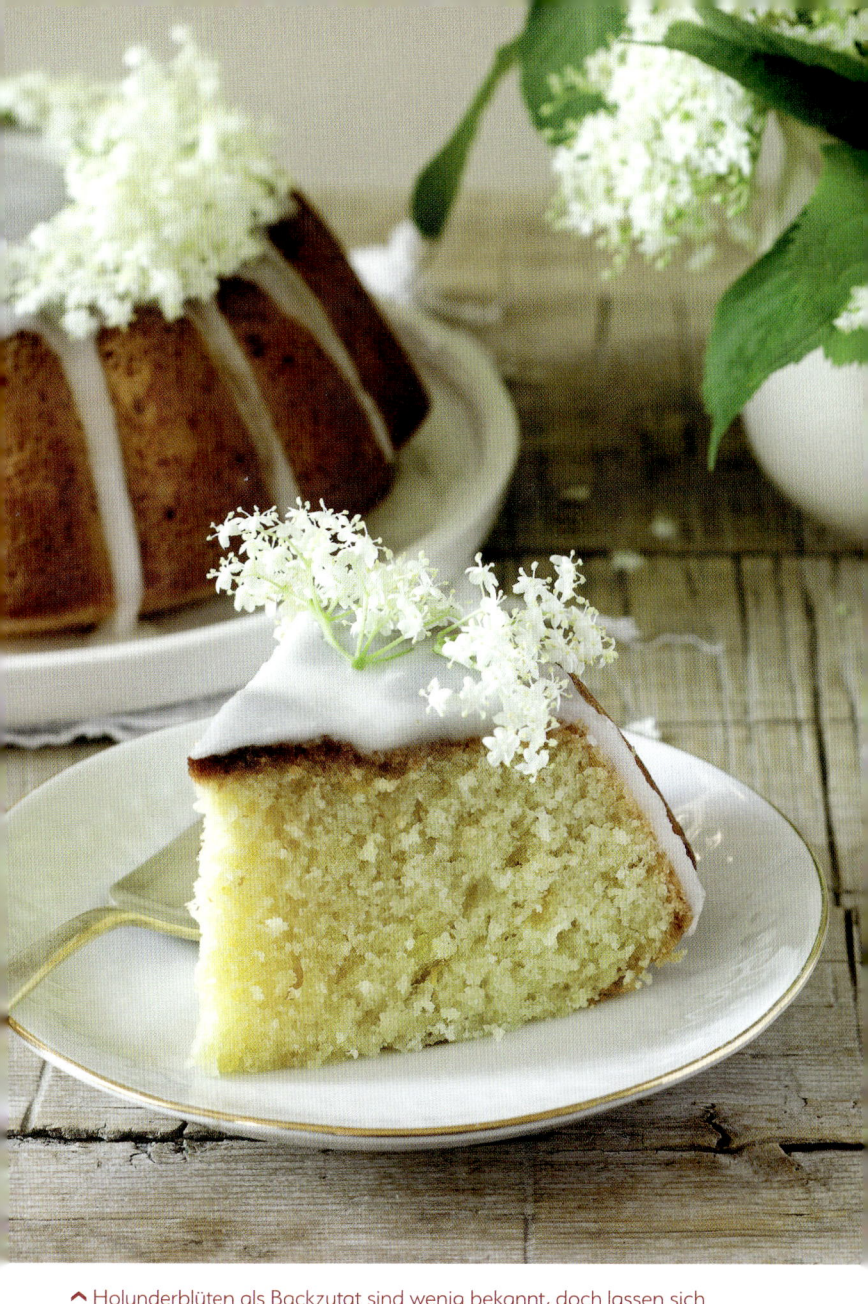

^ Holunderblüten als Backzutat sind wenig bekannt, doch lassen sich
damit köstliche Kuchen herstellen.

Eiweiß und Salz steif schlagen, dabei den Zucker einrieseln lassen. Puderzucker durch ein Sieb dazugeben. Kokosraspel unterheben, alles in einen Spritzbeutel mit Sterntülle füllen. 12 Streifen von je ca. 7 cm Länge auf ein Backblech spritzen. Mit Kokosraspeln bestreuen. Im vorgeheizten Backofen bei 80 Grad ca. 2,5 Stunden trocknen lassen.

Die Holunderbeeren waschen, abtropfen lassen und abzupfen. Mit Apfelsaft und Apfeldicksaft aufkochen, bei geringer Temperatur ca. 10 Minuten garen. 4 EL von den Beeren beiseitestellen. Die restlichen Beeren abkühlen lassen, kalt stellen.

Die getrockneten Baiserstangen abkühlen lassen. Die beiseite gestellten Beeren in die Kaltschale geben, mit den Baiserstangen garniert servieren.

Holunder-Pfannkuchen

Für 4 Personen
250 g Mehl
4 Eier
400 ml Milch
Salz
Zucker und Zimt nach Belieben
Butter
15 frische Holunderblütendolden

Mehl, Eier, Milch und Salz zu einem glatten Teig verrühren. Die Butter langsam in einer Pfanne zerlassen. Die Holunderblütendolden vorsichtig säubern, in den Teig tauchen und dann mit den Stielen nach oben in die zerlassene Butter geben. Sobald der Teig fest wird, die Stiele abschneiden, die Pfannkuchen wenden.

Hauptgerichte

Fleisch

Rehrücken im Wacholderbackteig mit Holunder-Chutney

1 Rehrückenfilet

Pfeffer

Für die Füllung:

1 Apfel

Saft von ½ Zitrone

2 EL Walnusskerne, gehackt

Wacholder aus der Gewürzmühle

1 EL Stärkemehl

Pfeffer

1 EL Thymianblättchen

Für den Wacholderbackteig:

4 Eigelb

400 ml eiskaltes Wasser

125 g Mehl

125 g Stärkemehl

80 ml Gin

Wacholder aus der Gewürzmühle

Salz

250 g Rapsöl zum Ausbacken

Für das Holunder-Chutney

250 g Holunderbeeren

10 g Salz

60 g Zucker

2 EL Honig

1 EL Schalotten, fein gewürfelt

1 EL Knoblauch, fein gehackt

1 EL Ingwer, fein gehackt

Schale von 1 Limette

8 EL weißer Balsamicoessig

Chili, gemahlen

1 EL Stärkemehl

1 EL Koriandergrün, gehackt

Kerbel zum Garnieren

Das Rehrückenfilet von Haut und Sehnen befreien. In ca. drei Zentimeter dicke Scheiben schneiden, etwas platt klopfen und eine Tasche einschneiden. Mit Pfeffer würzen.

Den Apfel grob reiben und mit dem Zitronensaft und den Walnusskernen vermengen. Die Rehmedaillons mit der Masse füllen. Mit Wacholder würzen und mit Walnussöl, Stärkemehl, Pfeffer und Thymian marinieren.

Die Zutaten für den Backteig mit einem Stabmixer glatt mixen. Die gefüllten Medaillons durch den Backteig ziehen und in heißem Rapsöl goldbraun ausbacken. Auf Küchenkrepp abtropfen.

Die Holunderbeeren waschen und mit Salz und Zucker vermengen. Abgedeckt am besten über Nacht stehen lassen. Den Honig in einer Pfanne aufschäumen. Die Schalotten-, Knoblauch- und Ingwerwürfel beigeben und etwas braten lassen. Die Limettenschale in feine Streifen schneiden und beigeben. Kurz mit anschwitzen und mit dem Essig ablöschen. Das Ganze kurz einkochen lassen. Nun die Holunderbeeren zugeben und leicht köcheln lassen. Mit Chili aus der Gewürzmühle abschmecken. Das Stärkemehl in kaltem Wasser anrühren und das

Holunder-Chutney damit binden. Von der Flamme nehmen und den fein gehackten Koriander untermengen. Die Rehmedaillons auf dem Chutney anrichten und mit frischem Kerbel garnieren.

Holunder-Kasseler mit Esskastanien und Pflaumen

Für 8 Personen

1,2 kg Kasseler

4 Wacholderbeeren

Salz

Pfeffer

250 g Schalotten

Fett zum Anbraten

250 ml Holundersaft

250 ml Brühe

100 g Backpflaumen

200 g Kastanien, ganz und vorgegart

Kasseler abspülen und trocken tupfen. Wacholderbeeren zerdrücken und den Kasseler mit Wacholderbeeren, Salz, Pfeffer einreiben. Schalotten schälen, halbieren oder achteln.

In einem Bräter Fett erhitzen und die Schalotten anbraten. Kasseler zugeben und mit Holundersaft und Brühe ablöschen. Bei mittlerer Hitze und geschlossenem Deckel ca. 45 Minuten schmoren lassen, dabei einmal wenden. Etwa 20 Minuten vor Ende die Pflaumen und Kastanien zugeben und mitschmoren. Schmeckt warm und kalt.

Rouladen von der Wildentenbrust auf Holundersoße mit Mangoldpäckchen und Kartoffelsäckchen

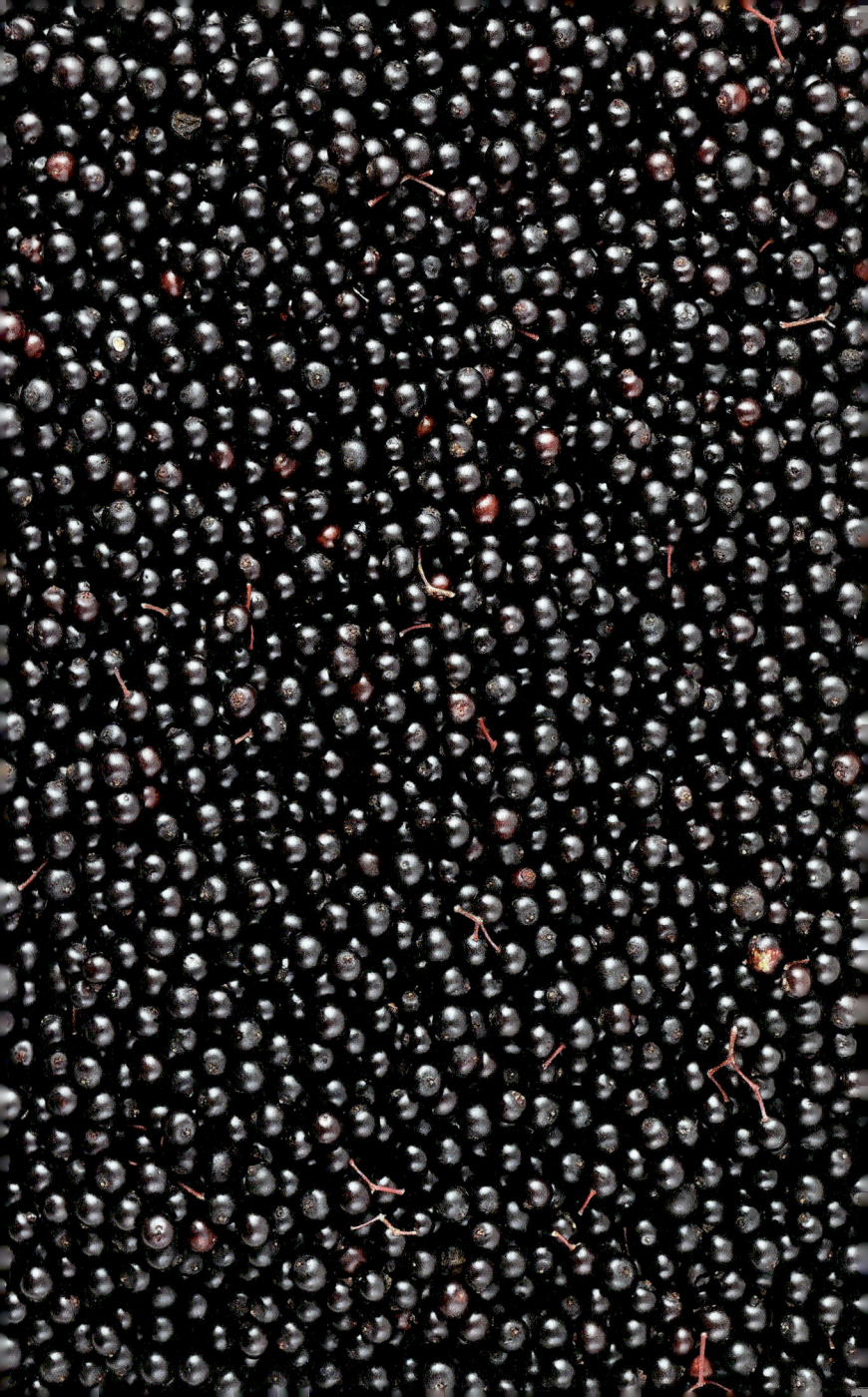

Für 4 Personen

Für die Kartoffelsäckchen:

125 g Mehl

250 ml kochendes Wasser

60 g Butter

3 Eier

500 g Kartoffeln

4 Strudelteigblätter 20x20

Für die Mangoldpäckchen:

1 Mangold

3 EL Béchamelsoße

Wasser

Butter

Für die Rouladen:

4 St. Wildentenbrust

200 g Geflügelfarce (120 g Hähnchenfleisch in angefrorenem Zustand vermixt mit 80 g sehr kalter, flüssiger Sahne)

Für die Soße:

100 ml Sahne

100 g Butter

200 ml Holunderbeersaft

Das Mehl in das Wasser und die Butter einrühren. Ist die Masse nicht mehr nass, in eine Schüssel geben und mit den Eiern und mit den durch die Presse gedrückten Kartoffeln vermischen. Alles auf vier quadratisch (20x20 cm) zurechtgeschnittene Strudelteigblätter geben, zu Säckchen formen und frittieren.

❮ Holunderbeerensaft ist eine der Grundlagen für eine köstliche Soße. 99

Den Mangold blanchieren und in eiskaltem Wasser abschrecken. Die Stängel klein schneiden und mit der Béchamelsoße vermischen. Mangoldblätter damit füllen, zu Päckchen formen und in etwas Wasser und Butter kurz gar ziehen lassen.

Die Haut von den Wildentenbrüsten abziehen, das Fleisch aufschneiden, aufklappen und mit der Geflügelfarce bestreichen. Zusammenrollen, von außen ebenfalls mit Farce bestreichen und mit Mangoldblättern belegen. In Alufolie einwickeln, in der Pfanne anbraten und im Ofen bei 200 Grad ca. 10 Minuten weiter garen.

Den Holunderbeersaft mit der Sahne und der Butter eindicken und erwärmen.

Vegetarisches
Holunderblüten-Omelette

Für 4 Personen
Holunderblüten
125 g Mehl
2 Eier
1 Prise Salz
1 EL flüssige Butter
2 EL Bier
5 EL Milch

Aus den Zutaten einen Teig herstellen und den Teig glatt rühren, die Holunderblüten in den Teig tauchen und in einer Pfanne mit heißem Fett mit der Blütenseite nach unten backen. Den herausragenden Stiel abschneiden und auf der anderen Seite goldgelb backen. Mit Zucker bestreuen und warm servieren. Dazu passt gut ein Obstsalat oder ein herzhafter Rohkostsalat.

Holunder-Maultaschen mit Birnenkompott

Für 4 Personen

„Maultaschen einmal anders" zum Verwöhnen von Gästen

Für das Holunder-Ragout:

350 g Holunderbeeren

80 g Gelierzucker

4 reife Zwetschgen

Schale von 1 Orange

Schale von 1 Zitrone

½ Zimtstange

350 g Holunderbeeren

Für das Birnenkompott:

½ l Birnensaft

100 ml Champagner

Saft von ½ Zitrone

½ Vanillestange

1 EL Stärkemehl

4 Williamsbirnen

1 Schuss Williamsbirnenschnaps

Für die Maultaschen:

700 g Magerquark

50 g warme Butter

3 Eier

Salz

Saft und Schale von ½ Zitrone

150 g Weißbrot ohne Rinde

Für die Butterbrösel:
120 g Butter
100 g Semmelbrösel
80 g Zucker
1 TL Zimt

Zum Garnieren:
Puderzucker, Holunderbeeren

Holunderbeeren, Gelierzucker, Zwetschgen, Orangen- und Zitronenschale und Zimt in einen Topf geben und zugedeckt ca. 10–15 Minuten bei schwacher Hitze ziehen lassen. Dann den Saft durch ein Sieb abpassieren und darin die restlichen Beeren kurz weich dünsten. Anschließend das Holunder-Ragout 2 Stunden im Kühlschrank abkühlen lassen.

Für das Birnenkompott den Birnensaft mit Champagner, Zitronensaft und dem ausgeschabten Mark aus der Vanillestange aufkochen und mit der kalt angerührten Stärke leicht binden. Birnen schälen, vierteln und entkernen und in Scheiben schneiden. In dem Sud garen und anschließend leicht mit Williams-Schnaps parfümieren. Die Zubereitungszeit so berechnen, dass die Birnen noch lauwarm sind, wenn sie serviert werden.

Für die Maultaschen den Quark in einem Tuch sehr trocken ausdrücken, dann durch ein Sieb passieren. Butter und Eier schaumig rühren und mit dem Quark mischen, ca. 20 Minuten ruhen lassen, währenddessen mehrmals kräftig durchschlagen. Eine Prise Salz, Zitronensaft und -schale und das Weißbrot zufügen und ca. 30 Minuten unter gelegentlichem Rühren ruhen lassen.

Ein nasses Geschirrtuch ausbreiten. Aus dem Teig Knödel von ca. 80 g rollen und auf eine Hälfte des Tuches setzen. Die andere Stoffseite darüberklappen und die Knödel zu Scheiben von 1–2 cm breitdrücken. Das Tuch von der Oberfläche abziehen, auf jedes Teigplätzchen einen Esslöffel Holunder-Ragout setzen und das Ganze zu einer Maultasche zusammenklappen. Die Nahtstellen fest andrücken und die Taschen in leicht gesalzenem Wasser 5–6 Minuten sanft köcheln lassen.

Für die Butterbrösel die Butter in einer flachen Sauteuse schmelzen und die Brösel darin goldbraun rösten. Zum Schluss Zucker und Zimt einrühren.

Die Maultaschen aus dem Wasser heben, leicht abtrocknen und von beiden Seiten in den Butterbröseln wälzen. Auf Teller verteilen, mit Puderzucker bestäuben und das lauwarme Birnenkompott daneben arrangieren. Mit Holunderbeeren garnieren.

Soßen und Chutneys

Englische Holunder-Würzsoße

Für 2 Flaschen à 500 ml

Zu Fischgerichten

½ l reife, abgestielte Holunderbeeren

½ l kochender Weinessig

30 g Schalotten

1 Blatt Macis (Muskatnusshülle, erhältlich in Feinkostgeschäften)

1 kl. Stück Ingwer

einige Nelken

1 TL Pfefferkörner

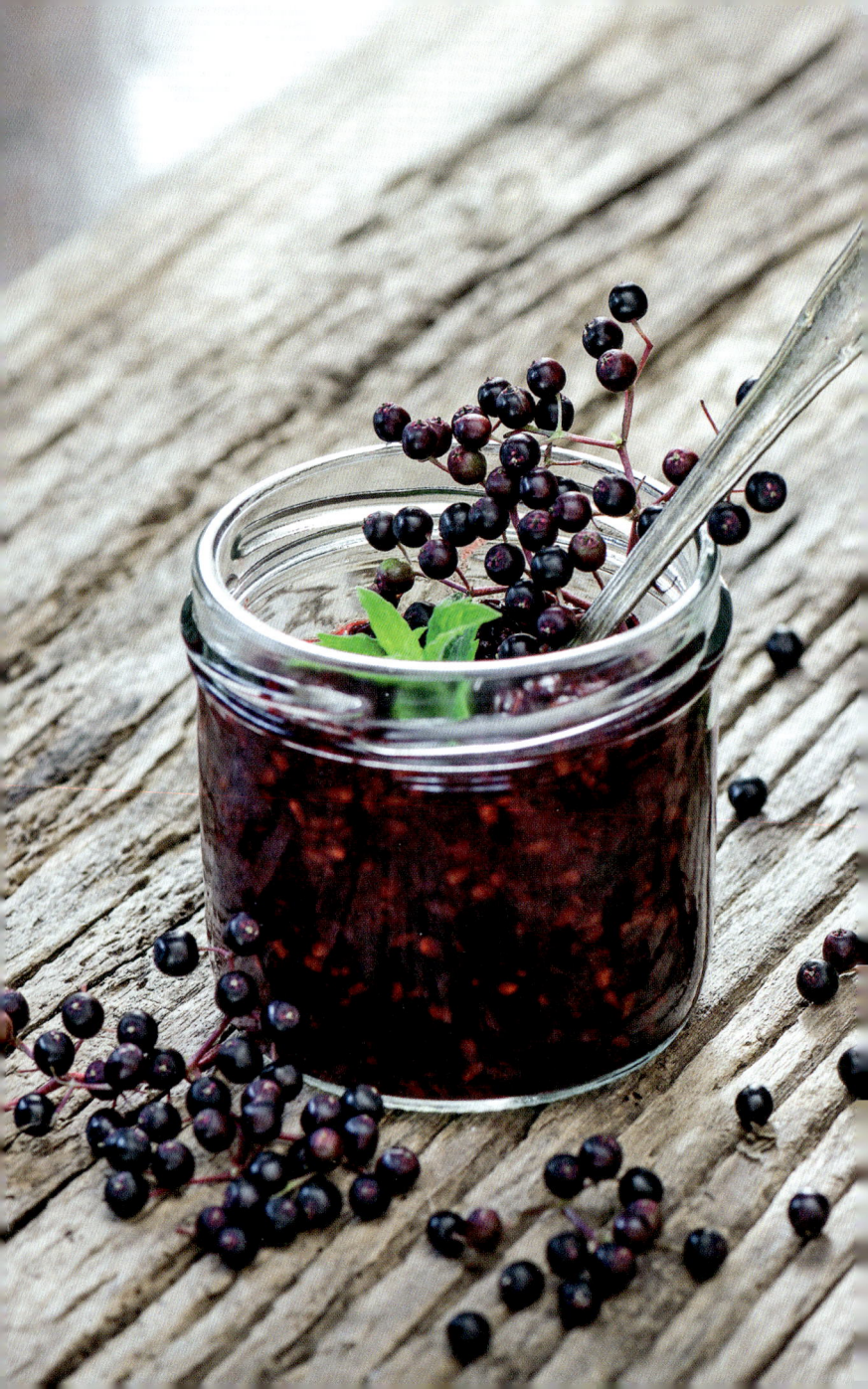

Die Holunderbeeren in einen Steintopf legen, mit dem Weinessig übergießen und über Nacht in einen lauwarmen Ofen stellen. Am folgenden Morgen den Essig abschütten, ohne die Beeren zu pressen, und ihn mit den Schalotten, dem Macis, dem Ingwer, den Nelken und den Pfefferkörnen sechs bis acht Minuten lang aufkochen. Nach dem Erkalten samt den Gewürzen in Flaschen füllen.

Holunderbeer-Relish

Zu Kasseler und Putenfleisch

Für 2 Gläser à 150 ml

1 kg Holunderbeeren, gewaschen und entstielt

500 g Äpfel, gewürfelt

1 Stück Ingwer, pflaumengroß, geschält und geraspelt

1 Zimtstange

200 g Zucker

5 EL Weißweinessig

Schale von ½ Zitrone, unbehandelt

Holunderbeeren in einem Topf leicht zerdrücken. Zugedeckt ca. zehn Minuten kochen lassen. Durch ein Sieb streichen und das Fruchtmark dabei auffangen.

Zwei Drittel der Äpfel, den Ingwer, die Zimtstange, drei Viertel des Zuckers, drei Fünftel des Essigs und die Zitronenschale zum Fruchtmark geben und unter ständigem Rühren zu einer dicklichen Masse einkochen lassen. Restliche Äpfel zufügen. Mit restlichem Zucker und etwas Essig abschmecken, gegebenenfalls nicht alles nachfügen. Nochmals kurz durchkochen. Zimtstange entfernen und das Relish auskühlen lassen. In gut schließende Gläser füllen und an einem kühlen, dunklen Ort aufbewahren.

❮ Holunderbeer-Relish schmeckt gut zu Geflügel und Kasseler.

Holunder-Chutney

Zu Wildgerichten und kurz gebratenem Fleisch

Für 2 Gläser à 250 ml

1 kg Holunderbeeren

1 EL Pfefferkörner, schwarz

2 EL Senfkörner

4 Chilischoten, rot

1 kl. Zwiebel

100 g Rosinen

300 g Kandiszucker, braun

250 ml Rotweinessig

6 Gewürznelken

Kardamom

Piment

Salz

Die Holunderbeeren mit einer Gabel von den Dolden in einen breiten Topf streifen. Die Pfeffer- und Senfkörner im Mörser zerstoßen. Die Chilischoten halbieren und entkernen. Die Zwiebel pellen und fein würfeln.

Zerstoßene Pfeffer- und Senfkörner, Chilischotenhälften, Zwiebelwürfel, Rosinen, Kandis, Rotweinessig, Nelken, Kardamom, Piment und Salz zu den Beeren geben. Alles ungefähr eine Stunde bei mittlerer Hitze einkochen lassen. Eventuell nachwürzen, heiß in Gläser füllen und verschließen.

In verschlossenen Gläsern hält sich das Chutney sechs Wochen. Nach dem Öffnen sollten Sie das Chutney allerdings alsbald aufbrauchen.

Desserts

Cremeherzen mit Walderdbeeren und Holunderblüten

Für 4 Personen

300 ml Creme double

2 Eiweiß

120 g grüne Stachelbeeren

Zucker

2 EL Wasser

2 Holunderblütendolden sowie Walderdbeeren zum Garnieren

Die Crème double schlagen, bis sie dick, aber noch cremig ist. Eiweiß steif schlagen und unter die Sahne ziehen. Die Masse in herzförmige Porzellanschälchen füllen, die mit einem feuchten Tuch ausgelegt sind. Über Nacht zum Abtropfen an einen kühlen Ort stellen. Für den Muskatsirup die Stachelbeeren mit Zucker und Wasser bei kleiner Hitze weich kochen. Dann von der Flamme nehmen und die Holunderblüten drei Minuten darin ziehen lassen. Den Sirup in einen kleinen Krug füllen und abkühlen lassen. Am nächsten Tag die Creme auf kleine Teller stürzen, mit Walderdbeeren garnieren und etwas Holunderblütensirup darübergeben.

Gebackene Holunderblüten auf Vanilleschaum

Für 4 Personen

12 aufgeblühte Dolden von Holunderblüten, frisch gepflückt

Für den Teig:

2 Eier

200 g Mehl

125 ml Milch

10 ml trockener Weißwein

1 Prise Salz

Schale von 1 Zitrone

2 EL Ahornsirup

1 Eiweiß

1 EL Zucker

Fett zum Ausbacken

Für den Schaum:

1 Vanilleschote

2 EL Sauerrahm

1 EL Honig

Zitronensaft

¼ l Sahne, geschlagen

Puderzucker zum Bestreuen

Holunderblüten ganz kurz unter fließendem kaltem Wasser waschen und sorgfältig mit Küchenpapier abtrocknen. Die Eier trennen. Mehl, Milch und Wein verrühren. Danach die beiden Eidotter und alle Gewürze einrühren. Die Eiweiße mit dem Zucker steif schlagen, unter die Masse heben. Reichlich Fett in einem Topf auf ca. 180 Grad erhitzen. Holunderblüten am Stiel nehmen und in den Backteig tauchen. Blüten herausnehmen, den Teig etwas abrinnen lassen und in dem heißen Fett backen.

Für den Vanilleschaum die Vanilleschote der Länge nach halbieren und das Mark auskratzen. Sauerrahm mit Honig, Zitronensaft und Vanillemark verrühren. Zuletzt die geschlagene Sahne unterheben. Mit den gebackenen Holunderblüten anrichten und mit Staubzucker bestreuen.

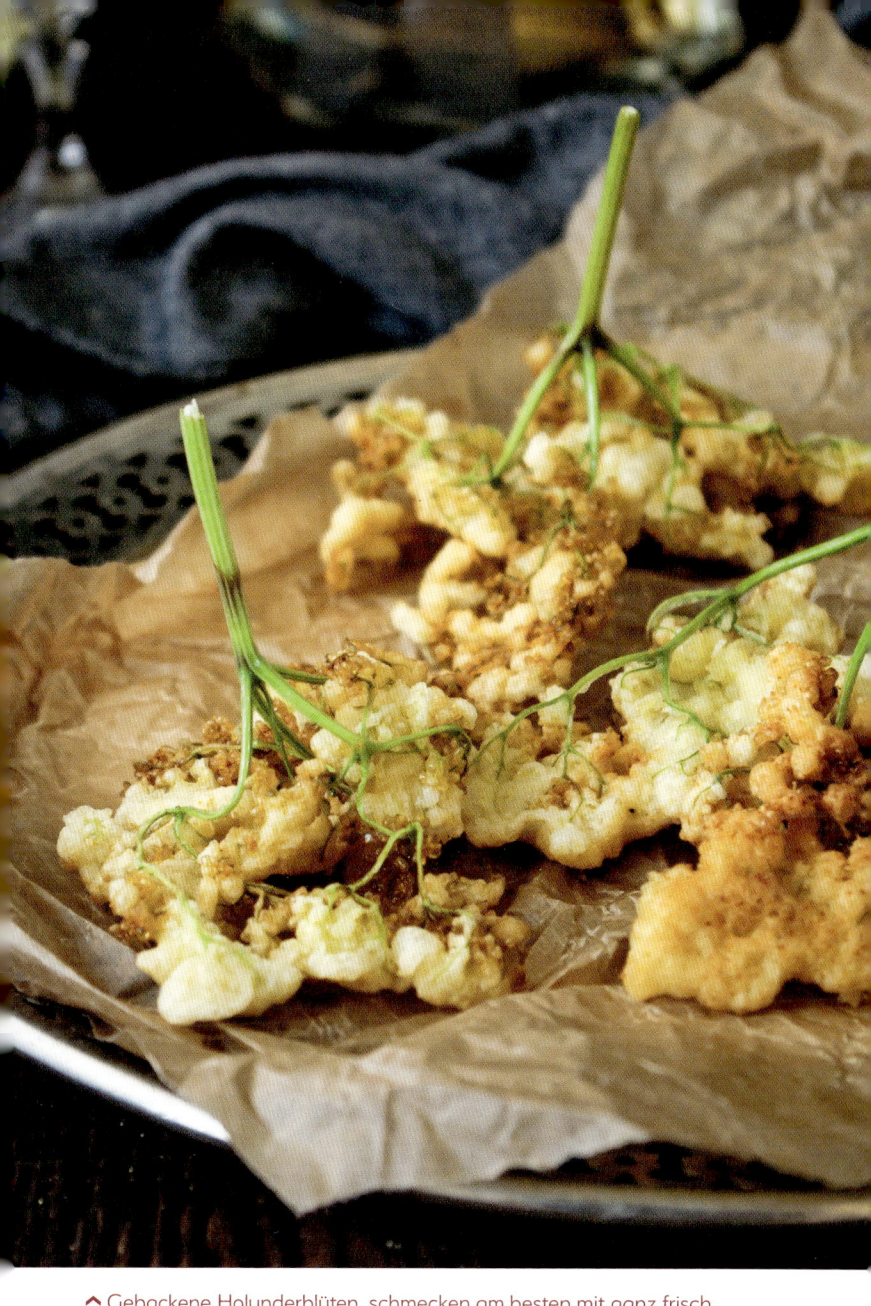

^ Gebackene Holunderblüten schmecken am besten mit ganz frisch gepflückten Blütendolden.

Holunderbeer-Mousse mit Birnen

Für 4 Personen

7 Blatt Gelatine

4 frische Eigelb

1 Prise Salz

150 g Zucker

1 Prise gemahlener Zimt

1 Prise gemahlene Nelken

¼ l Holunderbeersaft

2 EL Rum nach Belieben

3 EL Zitronensaft

2 Eiweiß

250 g Schlagsahne

2 Birnen

¼ l Apfelsaft

2 EL Zucker

1 Vanilleschote

200 g Schlagsahne

3 EL Mandelstifte, geröstet, zum Bestreuen

Die Gelatine in kaltem Wasser einweichen. Eigelb, Salz, und Zucker mit den Quirlen des Handrührers zehn Minuten cremig schlagen. Zimt, Nelken, Holunderbeersaft, evtl. Rum und Zitronensaft unterrühren. Die Gelatine ausdrücken und in einem Topf bei kleiner Hitze auflösen. Etwas Eigelb-Holunder-Mischung zur Gelatine geben, gut verrühren und alles zur Creme geben. Gut unterrühren und kalt stellen, bis die Creme anfängt, fest zu werden. Eiweiß und Schlagsahne getrennt steif schlagen und zusammen unter die Creme heben. In Portionsförmchen oder Tassen füllen. Über Nacht kalt stellen.

Birnen schälen, entkernen und in Spalten schneiden. Im kochenden Apfelsaft mit Zucker und dem ausgekratzten Vanillemark drei Minuten dünsten. Birnenspalten, Holundermousse und geschlagene Sahne anrichten und mit gerösteten Mandelstiften bestreuen.

Backwaren

Brot

Fladenbrot mit Holunderblüten

Für eine Backform 35 cm

500 g Mehl

20 g Backhefe

50 g Zucker

100 g Butter

¼ l Wasser

3 Prisen Salz

5 mittelgroße Holunderblütendolden

50 g Butter

50 g Zucker

100 g Sauerrahm

100 g Quark

2 Eier

Das Mehl in eine angewärmte Schüssel sieben. Eine Mulde eindrücken. Die Hefe in etwas lauwarmem Wasser auflösen und eine Prise Zucker zugeben. In der Mulde mit etwas Mehl verrühren. Den Vorteig gehen lassen, bis er sein Volumen verdoppelt hat. Dann den Teig mit Zucker, Butter, Wasser und Salz verrühren, am Schluss mit den Händen gut kneten. Wieder eine halbe Stunde zugedeckt in der Wärme gehen lassen.

Mittlerweile die Blüten der Holunderdolden mit den Zinken einer Gabel von den Stielen abstreifen. Butter und Zucker cremig rühren, Sauerrahm, Quark und Eier gut untermischen, am Schluss vorsichtig die Blüten unterheben.

Aus dem Hefeteig Fladen von etwa 15 cm Durchmesser formen, mit den Fingern Vertiefungen eindrücken und üppig mit der Blütenmasse bestreichen. Auf einem gebutterten Backblech im Ofen bei 200 Grad ca. 25 bis 35 Minuten ausbacken.

Holunderblütenbrot

Für eine Backform 35 cm
600 ml Milch, lauwarm
1 EL Zucker
20 g Salz
1 kg Mehl, gesiebt
abgeriebene Schale von 4 Zitronen
25 aufgeblühte Holunderblütendolden

Hefe in etwas Milch, Zucker und Salz in der restlichen Milch auflösen. Holunderblüten in kleine Sträußchen zerschneiden, dabei möglichst wenig Grün dranlassen. Mit Mehl und Zitronenschale in eine Schüssel geben. Die Hefe sowie nach und nach die Milch hinzufügen. Das Ganze kneten, bis ein elastischer Teig entstanden ist. Den Teig an einem warmen Ort, mit einem feuchten Tuch oder mit Plastikfolie abgedeckt, eine Stunde lang gehen lassen. Noch einmal ca. acht Minuten lang kräftig durchkneten und in zwei gleich große Stücke teilen. Zwei Backformen fetten und den Teig hineingeben. Abgedeckt zwei Stunden lang gehen lassen. Den Backofen auf 200 °C vorheizen, eine Schale mit Wasser unten in den Ofen stellen und die Brote auf der mittleren Schiene 45 Minuten goldbraun backen. Aus der Form lösen und auf einem Gitter abkühlen lassen.

Holunderblüten-Stuten

Für eine Stutenform 30 cm
6 große Holunderblütendolden
1 kg Weizenmehl, Typ 405
2 P. Trockenhefe
300 g Zucker
100 g Butter, weich
abgeriebene Schale von ½ Zitrone
3 Eier
1 Prise Salz
250 ml Milch, angewärmt

Blütendolden vorsichtig durch Wasser ziehen und „kopfüber" auf Küchenpapier trocknen lassen. Mehl mit der Hefe mischen, Milch dazugeben. Mit einer Küchenschere Blütenrispen von den großen Dolden abschneiden und unter das Mehl/Hefegemisch geben. Die anderen Zutaten dazugeben und kräftig kneten, bis ein geschmeidiger Teig entsteht. Diesen abgedeckt an einem warmen Ort 60 Minuten gehen lassen. Anschließend nochmals kräftig kneten und in eine große gefettete Kastenform legen. Noch einmal für 60 Min. abgedeckt an einem warmen Ort gehen lassen. Dann mit einem Messer oben den Teig leicht einschneiden. In den vorgeheizten Ofen schieben und 50 Minuten 180° backen. Auf einem Kuchengitter auskühlen lassen.

Gebäck

Gebackene Hollerkrapfen

¼ l Weißwein

200 g Mehl

4 Eier, getrennt

1 EL Öl

eine Prise Salz

2–3 EL Kristallzucker

10 große Holunderblüten

Öl zum Backen

Zimt-Zucker oder Puderzucker zum Bestreuen.

Den Wein mit Mehl, Eidotter, Öl und Salz gut verrühren. Eiklar mit Kristallzucker zu steifem Schnee schlagen und unter den Teig ziehen. Die vorbereiteten Holunderblüten am Stiel halten und in den Teig tauchen. In einer Pfanne Öl erhitzen und die in Backteig getauchten Blüten darin goldgelb backen. Die gebackenen Hollerkrapfen abtropfen lassen und evtl. vor dem Servieren mit Zimt-Zucker oder Puderzucker bestreuen.

Mini-Erdbeerrouladen mit Holunderblütenschaum

Für ein Backblech ca. 40 x 33 cm

Für den Biskuit

2 Eiweiß

1 Prise Salz

60 g Zucker

2 Eigelb

abgeriebene Schale von ½ Zitrone

60 g Mehl

Für die Füllung:

400 g Erdbeeren

125 g Ricotta

3 EL Zucker

abgeriebene Schale und 1 EL Saft von ½ Zitrone

100 ml Sahne, steif geschlagen

Zum Garnieren:

Puderzucker

Erdbeeren

Für den Holunderblütenschaum:

100 ml Wasser

100 ml Holunderblütensirup

2 TL Speisestärke

abgeriebene Schale und 2 TL Saft von ½ Zitrone

1 Eigelb, frisch

1 Eiweiß, frisch

1 TL Holunderblütensirup

Für den Biskuit das Blech mit Backpapier belegen, Ofen auf 230 Grad vorheizen. Eiweiß und Salz mit dem Schwingbesen des Handrührgerätes steif schlagen. Den Zucker beigeben, kurz weiterschlagen, bis die Masse glänzt. Eigelb und Zitronenschale mit dem Schwingbesen kurz unterrühren. Mehl dazusieben, mit dem Schwingbesen darunterschlagen.

Masse gleichmäßig knapp 1,5 mm dick rechteckig auf dem Backpapier ausstreichen.

Drei bis vier Minuten in der Mitte des vorgeheizten Ofens backen. Biskuit mit dem Papier auf ein zweites Backpapier stürzen, mit einem tropfnassen Lappen über das obere Backpapier streichen, Papier wegziehen. Sofort mit dem umgekehrten Backblech zudecken, auskühlen (der Biskuit bleibt auf diese Weise feucht und formbar).

Für die Füllung ein Drittel der Erdbeeren pürieren, Rest in Würfel schneiden. Ricotta, Zucker, Zitronenschale und -saft mischen, mit dem Erdbeerpüree verrühren (nur kurz rühren, da die Füllung sonst flüssig wird). Schlagrahm und Erdbeerwürfel sorgfältig darunterziehen. Zugedeckt etwa 20 Minuten in den Tiefkühler stellen, dann umrühren.

Biskuit längs halbieren, Füllung gleichmäßig bis auf einen etwa ½ cm breiten Rand darauf verstreichen, aufrollen, gut in Klarsichtfolie einpacken, mindestens zwei Stunden kühl stellen.

Für den Holunderblütenschaum alle Zutaten bis einschließlich Eigelb in einer Pfanne verrühren. Unter ständigem Rühren mit dem Schwingbesen bis vors Kochen bringen, von der Platte ziehen, kurz weiterrühren, Creme leicht abkühlen. Eiweiß steif schlagen. Sirup zugeben, weiterschlagen, bis die Masse leicht glänzt. Eischnee unter die Creme mischen.

Aus den Rouladen sechs Minirouladen schneiden. Wenig Holunderblütenschaum auf vier Desserttellern verteilen, je eine Miniroulade darauflegen. Restliche Rouladen in Rondellen schneiden, dazulegen, garnieren. Restlichen Schaum dazu servieren.

Sofort servieren.

Kuchen

Holunderbeerkuchen

Für eine Springform 26 cm

Am besten schmeckt der Kuchen mit frischen Beeren.

Für den Boden:

220 g Mehl

Salz

125 g Butter, kalt

1 EL saurer Rahm

5 Tassen Holunderbeeren

3 gehäufte EL Zucker

2 Tassen gemahlene Mandeln

Zimt

Vanille

geriebene Schale von ½ unbehandelten Zitrone

ein Schuss Rum oder Kirschwasser

3 Eiweiß, steif geschlagen

1 Prise Salz

Mehl, Salz und kalte Butter verkneten. Rahm dazugeben, gut durchkneten und eine Stunde kalt stellen. Ausrollen, eine gefettete Springform auslegen. Beeren mit Zucker bestreuen, ohne Wasser einige Minuten erwärmen. Mandeln, Zimt, Vanille, Zitronenschale, Rum zugeben. Den steif geschlagenen Eischnee unterheben, in die Springform geben. Bei mittlerer Hitze etwa 40 Minuten backen.

Holunder-Buttermilch-Torte mit Kirschen

Für eine Torte mit 12 Stücken

Für den Biskuitboden:

4 Eier

4 EL Zucker

4 EL Mehl, gesiebt

Für die Buttermilchmasse:

10 Blatt Gelatine

½ l Sahne

½ l Holunderblütensirup

Saft von 2 Zitronen

½ l Buttermilch

Für das Gelee:

400 g Kirschen

50 g Staubzucker

2 Blatt Gelatine, einweichen

Eier und Zucker schaumig schlagen, Mehl unterheben, alles in eine gefettete und gut bemehlte Springform füllen. Bei 180 Grad ca. 15 Minuten backen.

Für die Buttermilchmasse Gelatine in lauwarmem Wasser einweichen. Die Sahne schlagen und kühl stellen.

Holundersirup mit Zitronensaft und Buttermilch glatt rühren. Ausgedrückte Gelatine dazugeben, verrühren und die geschlagene Sahne unterheben.

Die Springform öffnen, das ausgekühlte Biskuit samt Boden herausheben, eine Klarsichtfolie unter den Boden der Springform ziehen, wieder in die Springform geben und die Folie über die Ränder der Springform ziehen. Nun die Buttermilchmasse einfüllen und leicht stocken lassen. Zwei Drittel der Kirschen entkernen und unregelmäßig in die gestockte Masse hineindrücken (die Kirschen sollen dabei nicht mehr absinken). Die Torte kalt stellen, bis die Buttermilchmasse fest ist.

Für das Gelee die restlichen Kirschen entkernen, pürieren, mit Zucker und ausgedrückter Gelatine verrühren, über die Torte streichen und wieder einige Stunden kalt stellen.

Vor dem Anschneiden die Springform öffnen, Klarsichtfolien abziehen, und die Torte mit einem heiß gespülten Messer in Stücke schneiden.

Holunder-Quark-Torte

Für 12 Stücke
6 Eigelb
240 g Puderzucker
1 P. Vanillezucker
Salz
etwas Zitronenschale
1 ½ P. Backpulver
210 g Mehl
6 Eiweiß, geschlagen

Für die Füllung:
500 g Quark (20 %)
⅛ Liter Holunderblütensirup
50 g Zucker
Saft von ½ Zitrone
8 Blatt Gelatine
2 Becher Schlagsahne

Dotter mit sechs Esslöffeln warmem Wasser, Zucker, Vanillezucker, etwas Salz und Zitronenschale sehr schaumig rühren. Das mit Backpulver versiebte Mehl und den Eischnee leicht in die Schaummasse ziehen. Teig in eine nur am Boden gefettete und bemehlte Tortenform (26 cm) füllen und im vorgeheizten Ofen bei 180 Grad ca. 45 Minuten backen. Auskühlen lassen, aus der Form nehmen und einmal durchschneiden, Unterteil wieder in die Form geben. Crème darauf verteilen und mit dem zweiten Boden abdecken und einige Stunden gut durchkühlen lassen. Torte beliebig verzieren.

Für die Füllung den Quark mit Sirup, Zucker und Zitronensaft cremig rühren. Gelatine in kaltem Wasser einweichen, danach gut ausdrücken und erhitzen und auflösen. Fünf Esslöffel von der Quarkmasse in die Gelatine einrühren und diese Masse dann langsam in die restliche Quarkmasse einmengen. Zum Schluss die geschlagene Sahne unterheben.

Getränke

Holunderblüten-Milch

Für 2 Tassen
2 frische Holunderblütendolden
2 Tassen Milch
Honig, Ingwer, Safran, Zimt, Vanille nach Belieben

Die Dolden mit der Milch zum Kochen bringen, ziehen lassen, abseihen. Mit dem Honig süßen. Nach Belieben die Gewürze hinzufügen.

Tipp

Holunderblüten-Milch ist ein bei Kindern beliebtes Getränk. Sie schmeckt lecker und schützt vor Erkältungen. Sie ist auch ein gutes Mittel gegen Einschlafstörungen.

Holunderblüten-Tee
Für eine Tasse
2 TL Blüten
1 Tasse kochendes Wasser

Die Blüten mit dem Wasser überbrühen. Den Tee fünf Minuten ziehen lassen, heiß trinken.

Holunderblüten-Wasser
Für 2 Flaschen à 500 ml
4 frische Holunderblütendolden
2 Msp. Weinsteinsäure
1 l Wasser
Honig zum Süßen

Von den Dolden die Blüten abzupfen und in ein Gefäß geben. Die Weinsteinsäure in dem Wasser auflösen. Das Wasser abkochen, dann erkalten lassen. Über die Blüten schütten. Abgedeckt einen Tag ziehen lassen, abfüllen. Benötigte Menge erwärmen und nach Bedarf mit Honig süßen. Schmeckt auch kalt.

Holunderblüten-Saft

Für ca. 10 l

10 frische Holunderblütendolden

2 Zitronen, unbehandelt

1 kg Zucker

1 Pck. Zitronensäure oder Weinsteinsäure

> 10 l frisches Wasser

Die Holunderblüten waschen. Die Zitronen in Scheiben schneiden. Die Holunderblüten mit dem Zucker, den Zitronen und der Weinsteinsäure in einem großen Steinguttopf mit 10 l kochendem Wasser übergießen. 24 Stunden ziehen lassen. (Am besten mit einem großen Teller abdecken und den Topf in den Keller stellen.) Im Sommer ist dieser Saft, auch als Schorle mit Mineralwasser, eine willkommene Erfrischung. Er hält sich ein paar Tage im Kühlschrank.

Holunder-Erdbeer-Soda

Für 10 Portionen

1250 g Erdbeeren

100 g Zucker

150 ml Holundersirup

1 l Mineralwasser

2 gr. Erdbeeren, in Scheiben geschnitten, zum Garnieren

Erdbeeren putzen, kurz waschen und trocken tupfen, dann in Stücke schneiden, mit Zucker und Holundersirup vermischen und mit einem Stabmixer pürieren. Früchtepüree durch ein Sieb streichen und kalt stellen. Mineralwasser mit dem Früchtepüree verrühren, in Gläser gießen und mit Erdbeerscheiben garnieren.

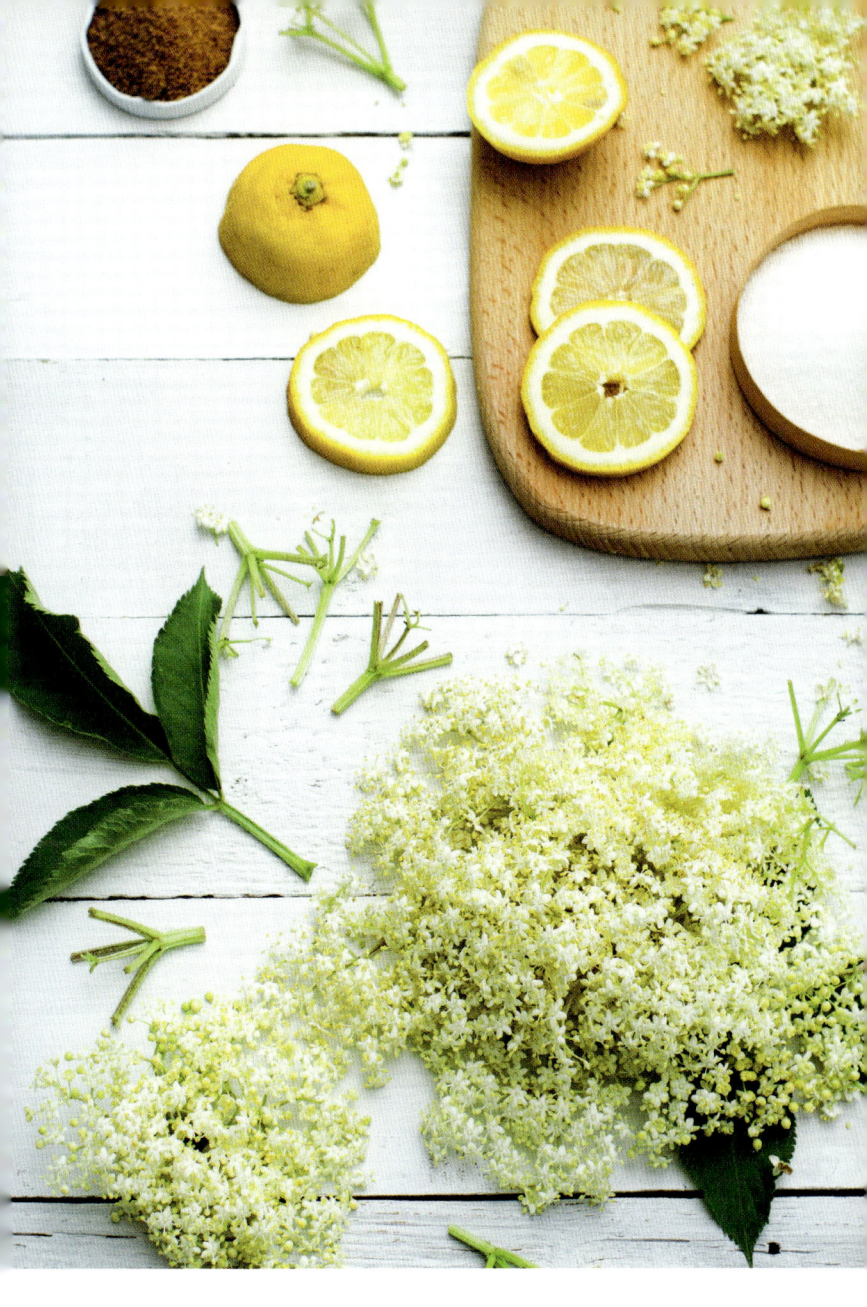

^ Sehr beliebt auch für Nachtische: Holunderblütensaft.

Holunder-Frucht-Joghurt-Drink

Für 4 Portionen

4 Birnen, gekocht

200 g Naturjoghurt

300 ml Milch, fettarm

400 ml Apfelsaft

4 EL Holunderbeeren

2 EL Honig

Alle Zutaten im Mixer oder mit dem Pürierstab vermischen und je nach Geschmack mit Honig süßen.

Holunder-Limonade

Für ca. 5 Liter

20 Holunderblütendolden voll aufgeblüht, an einem warmen Tag gepflückt

5 Zitronen, ungespritzt, in Scheiben geschnitten

250 g Zucker

50 g Zitronensäure

ca. 4 l frisches Wasser

Die Dolden ausschütteln, um eventuell vorhandene Insekten zu entfernen, ggf. mit kaltem Wasser abspülen. Die Blüten abschneiden oder mit der Gabel abstreifen.

Im Wechsel mit den in Scheiben geschnittenen Zitronen schichtweise in ein 5-Liter-Einmachglas oder ähnliches Gefäß geben.

Zucker und Zitronensäure im Wasser auflösen. Das Gefäß mit dem Wasser auffüllen, bis alles gut bedeckt ist.

Abgedeckt fünf bis sechs Tage in die Sonne stellen, dann filtern (über Leinentuch und Papierfilter). In Flaschen abfüllen. Die Limonade hält sich kühl gelagert zwei Monate.

Wenn sich Bläschen bilden, die Limonade in Flaschen mit Patentverschlüssen oder Sektflaschen abfüllen. Bei Verwendung von Sektflaschen den Korken verdrahten.

Tipp

Flaschen mit Holunderlimonade, welche perlt, sollte beim Öffnen sehr kühl sein, damit der Inhalt nicht verspritzt.

Alkoholische Getränke

Holunderblüten-Sekt

Für ca. 10 Portionen

12 Holunderblütendolden, voll aufgeblüht, an einen warmen Tag
gepflückt

4 l Wasser

1 EL Essig

100 g Zucker

1 Flasche Mineralwasser

Eiswürfel

1 Spritzer Zitronensaft

Die Blüten nicht waschen, nur abschütteln und von Tieren befreien. Die Blüten in ein hohes Gefäß geben, z. B. einen Rumtopf.

Das Leitungswasser mit dem Essig mischen und den Zucker darin auflösen. Die Blüten mit dem Leitungswasser bedecken und einen kleinen Teller auflegen, damit alles mit Wasser bedeckt ist. Den Topf ca. 12 Stunden (über Nacht) bei Zimmertemperatur stehen lassen. Dann durch ein Sieb abschütten und den Saft auffangen und kühl stellen. Der Sekt entsteht durch eine geringe Gärung durch die Wildhefe an den Holunderblüten. Zum Trinken mit Selterswasser aufgießen oder, wer es nicht so verdünnt mag, nur mit Eiswürfeln und einem Spritzer Zitronensaft servieren. Schmeckt sehr gut und erfrischend an heißen Tagen. Der Alkoholgehalt ist sehr gering.

Achtung: Der Sekt ist nur 24 Stunden haltbar.

Holunder-Bowle

Für 8 Portionen

10 Holunderblütendolden

1 Liter Wasser, kalt

300 g Zucker

1 Zitrone, in Scheiben geschnitten

Saft von 2 Zitronen

1 Bund Pfefferminze

1 Flasche trockener Weißwein

1 Flasche Champagner Brut

Zitronenscheiben, Blütendolden und Pfefferminzblätter zum Garnieren

Die Holunderblüten nicht waschen, nur gut abschütteln, in große Schüssel geben, mit Wasser auffüllen. Zucker, Zitronenscheiben, Saft der Zitronen und Pfefferminze dazugeben. 24 Stunden im Kühlschrank ziehen lassen, von Zeit zu Zeit umrühren. Absieben, mit dem kalt gestellten Weißwein und Champagner auffüllen, mit frischen Zitronenscheiben, ein paar frischen Blütendolden und ein paar Pfefferminzblättern garnieren.

Holunder-Grapefruit-Punsch

Für 4 Portionen
½ l Rotwein
½ l Holundersaft
2 Stangen Zimt
Saft von 4 Grapefruits
Saft von 2 Limonen
1 Zuckerhut
½ l Rum 54 %

Rotwein und Holundersaft mit den Zimtstangen bis kurz vorm Kochen erhitzen. Grapefruitsaft und Limonensaft dazugießen. Das Getränk auf einem Stövchen heiß halten.

Eine Feuerzange quer über den Topf legen. Darauf den Zuckerhut geben, der langsam mit Rum übergossen wird. Man braucht etwa ein Wasserglas Rum, bis sich der Zuckerhut richtig vollgesogen hat. Jetzt den Zuckerhut anzünden und brennen lassen, wobei der Zucker allmählich schmilzt und in den heißen Punsch tropft.

Wenn die Flamme erlischt, gießt man etwas Rum nach, aber niemals direkt aus der Flasche, sondern mit einer Schöpfkelle. Sobald der Zucker geschmolzen ist, die Zange entfernen und den Punsch heiß servieren.

Mit diesem Punsch können Sie Ihre Gäste überraschen – in puncto Geschmack und auch der Art der Zubereitung

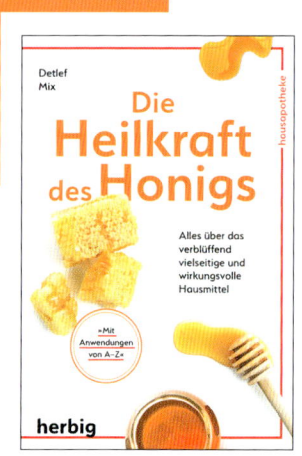

Ein verblüffend vielseitiges und wirkungsvolles Hausmittel

Honig gehört in jede Hausapotheke – er wirkt gegen verschiedenste Keime und hat äußerst entzündungs-hemmende und heilungsfördernde Eigenschaften. Dieses Buch stellt die verschiedenen Honigsorten und ihre jeweiligen Wirkmechanismen vor, beschreibt den Honig als universell einsetzbares Heilmittel und gibt konkrete Anwendungsempfehlungen.

Detlef Mix
Die Heilkraft des Honigs
128 Seiten · ISBN 978-3-7766-2846-3

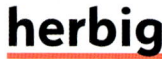